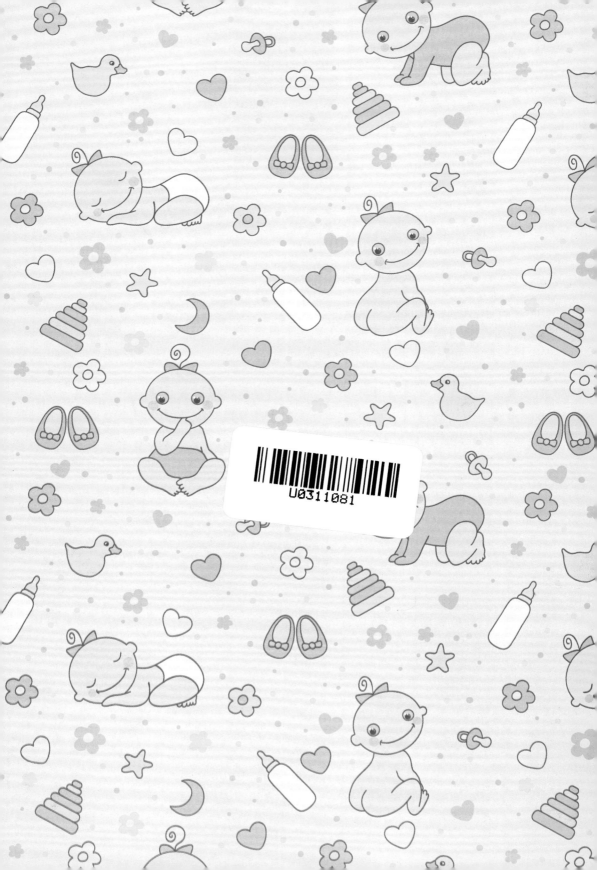

U0311081

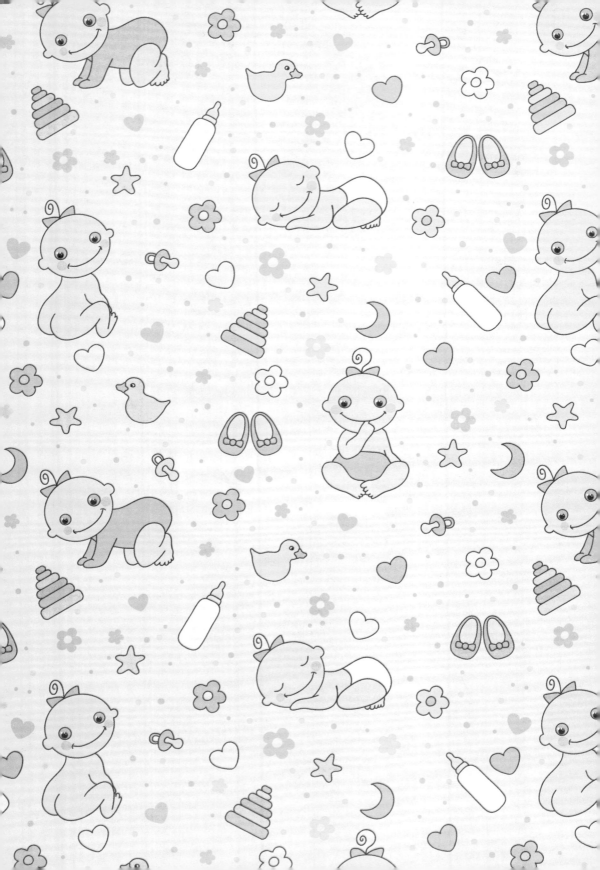

孕前准备生儿生女

速查

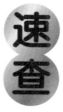

中国人民解放军火箭军总医院 妇产科副主任医师 医学博士

张小燕

◎编著

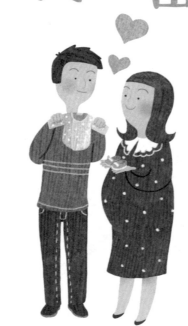

浙江科学技术出版社

图书在版编目（CIP）数据

孕前准备+生儿生女速查 / 张小燕编著. — 杭州：
浙江科学技术出版社, 2017.8
　ISBN 978－7－5341－7501－5

　Ⅰ. ①孕… Ⅱ. ①张… Ⅲ. ①优生优育－基本知识
Ⅳ. ①R169.1

中国版本图书馆CIP数据核字(2017)第045568号

书　　名	孕前准备+生儿生女速查	
编　　著	张小燕	

出版发行　浙江科学技术出版社
　　　　　　杭州市体育场路347号　邮政编码：310006
　　　　　　办公室电话：0571-85176593
　　　　　　销售部电话：0571-85062597　0571-85058048
　　　　　　E－mail:zkpress@zkpress.com

排　　版　北京明信弘德文化发展有限公司
印　　刷　北京中创彩色印刷有限公司
经　　销　全国各地新华书店

开　　本	710×1000　1/16		**印　张**	16.75
字　　数	200 000			
版　　次	2017年8月第1版		**印　次**	2017年8月第1次印刷
书　　号	ISBN 978－7－5341－7501－5		**定　价**	32.80元

责任编辑　王巧玲　仝　林　　　　　　**责任印务**　田　文

责任校对　顾旻波　　　　　　　　　　**责任美编**　金　晖

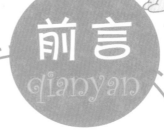

前言
qianyan

当命运的红线将彼此牵系，庆典的钟声敲响真爱之门，这一刻，一个幸福的家庭诞生了！

新的家庭必将孕育新的生命。而这个爱的结晶需要准妈妈经历漫长而艰辛的旅程。这个旅程不仅仅是指十月怀胎，还包括怀孕前的准备。

孕前准备工作没做好，如正吃着药呢，结果意外怀孕了，让自己陷入是不是要保住孩子的烦恼中；又如身子虚得很，却怀上了宝宝，让虚弱的身体担负了更加沉重的责任，母子的健康与安全都堪忧。即使身体上没有什么大问题，但却在孕前没有储备好各类营养素，让宝宝的发育落后他人，也会让你在以后扼腕不已……

这一系列的问题都是在告诉计划怀孕的夫妻，怀孕不只是怀胎的十个月重要，提前做好怀孕的准备工作，对于准妈妈和胎儿都是不可缺少的。夫妻双方在孕前也需要掌握备孕常识，合理、科学地安排生活，储备足够的营养，把生理、心理状态调整到最佳，以迎接"好孕"。

基于此，我们特别编写了这本《孕前准备+生儿生女速查》。本书实用性强、科学权威、内容系统，

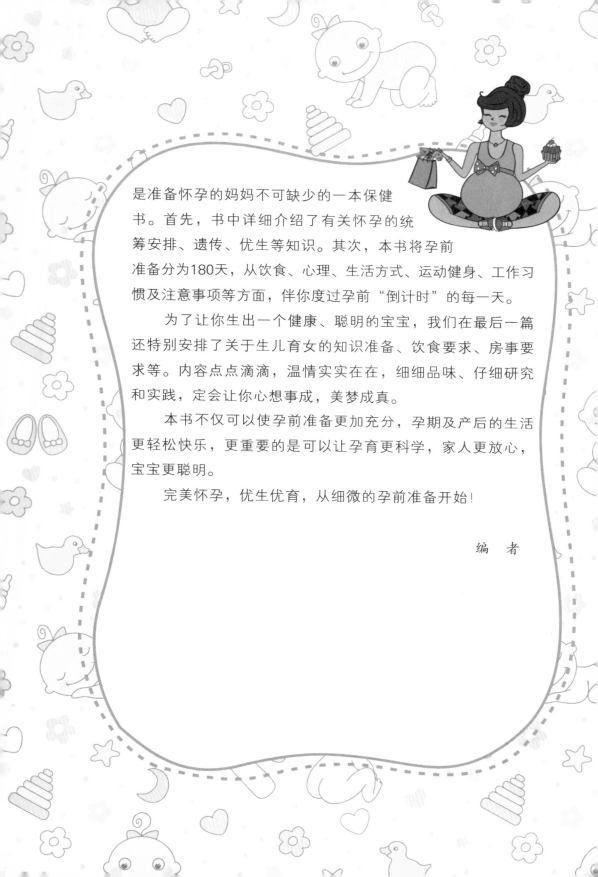

是准备怀孕的妈妈不可缺少的一本保健书。首先，书中详细介绍了有关怀孕的统筹安排、遗传、优生等知识。其次，本书将孕前准备分为180天，从饮食、心理、生活方式、运动健身、工作习惯及注意事项等方面，伴你度过孕前"倒计时"的每一天。

为了让你生出一个健康、聪明的宝宝，我们在最后一篇还特别安排了关于生儿育女的知识准备、饮食要求、房事要求等。内容点点滴滴，温情实实在在，细细品味、仔细研究和实践，定会让你心想事成，美梦成真。

本书不仅可以使孕前准备更加充分，孕期及产后的生活更轻松快乐，更重要的是可以让孕育更科学，家人更放心，宝宝更聪明。

完美怀孕，优生优育，从细微的孕前准备开始！

编　者

Contents 目录

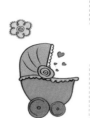
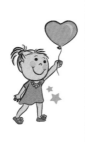

Part2 备孕第1阶段：孕前180～150天

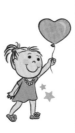

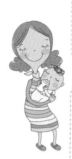

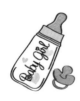

Part3 备孕第2阶段：孕前150～120天

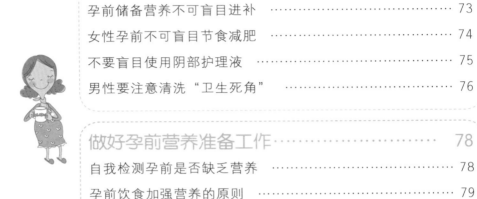
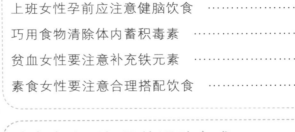

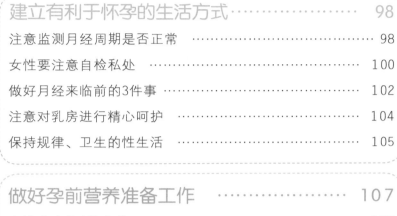

Part4 备孕第3阶段：孕前120～90天

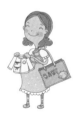

Part5 备孕第4阶段：孕前90～60天

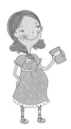

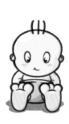

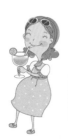

Part6 备孕第5阶段：孕前60～30天

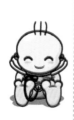
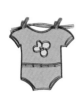

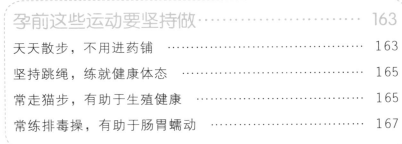

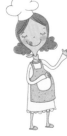

Part7 备孕第6阶段：孕前30天到怀孕

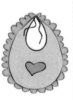

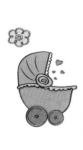

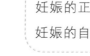

Part8 备孕专题：随心所孕，生儿育女自己定

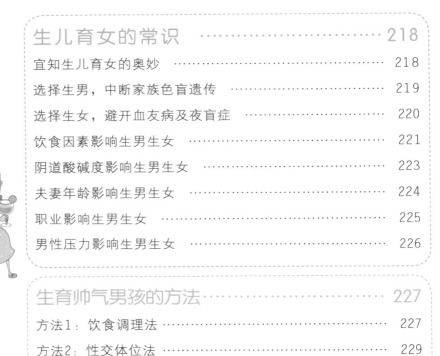

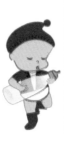

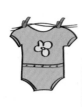
附 录 孕期常会出现的异常情况

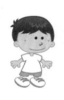

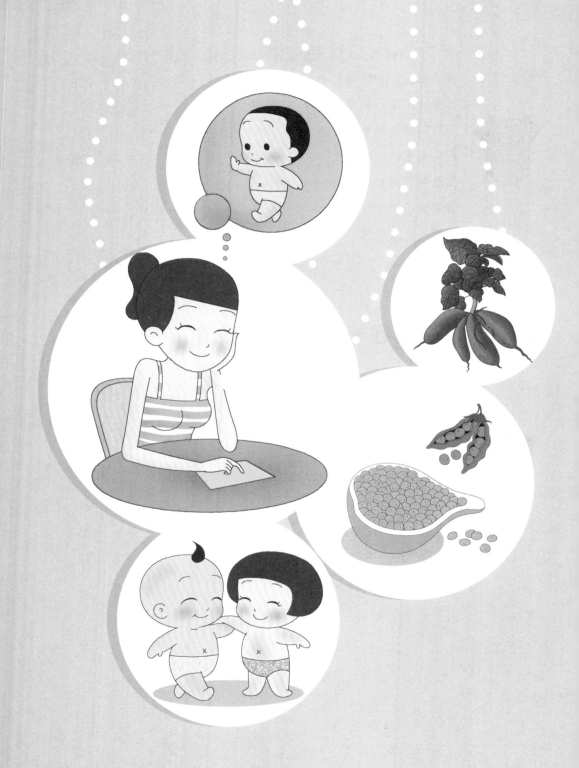

Part 1

掌握优生常识，备孕最棒一胎

　　看到现在的孩子一个比一个聪明、可爱，对于许多准备怀孕的年轻夫妇来说，心中自然会涌起一股豪情——我们将来的宝宝一定更聪明、更可爱、更健康！殊不知，一个健康优质的宝宝，除了十月怀胎的细心呵护之外，还需要备孕爸爸妈妈掌握必要的优生知识，了解足够的备孕常识，为孕育最棒一胎打下坚实的基础。

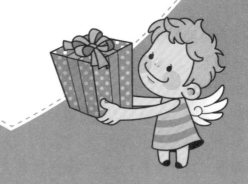

成功受孕必备的4要素

人类繁衍生息的过程，其实就是男性和女性相互结合、完成生殖和孕育的过程。而男女生殖系统的健康、成熟及功能完善是这一过程的基础，也是成功受孕的必备要素。

要素1：功能正常的卵巢

卵巢是女人独有的器官，也是一个令女人骄傲的器官。有人说它是女人的第二张脸，也有人称它为人类生命的发源地。不管哪一种比喻，都形象地道出了它对于女人的重要性。

正常女性一般左右两侧各有一个卵巢，其位置在子宫后外侧，形状似一串葡萄，一个个"小葡萄"均为不同发育时期的卵泡。其主要功能是排卵及分泌女性激素。若是卵巢功能不佳或衰退，都会影响受孕概率。卵巢必须有足够的卵细胞，且卵泡正常发育。通常，卵泡发育至直径1.8~2.5厘米，就会破裂并释放出成熟的卵子。在排卵之后，卵泡细胞会转换为黄体细胞，并且开始分泌大量的黄体生成素。黄体生成素会创造较适合胚胎着床的子宫内膜环境，以利于胚胎着床且发育、成长。

宝宝，你好啊！

因此，孕前一定要到专科医院检查卵巢功能是否正常，如果女性两次月经间隔开始缩短，便是卵巢功能衰退的警讯，就有可能影响受孕的概率，想要怀孕的女性一定要特别注意。

要素2：畅通无阻的输卵管

输卵管为一对细长而弯曲的管子，位于子宫阔韧带的上缘，内侧与宫角相连通，外端游离，与卵巢接近，全长为8～15厘米。输卵管是连通卵巢与阴道的管道，对排卵、受精、受精卵输送及早期胚胎的生存和发育至关重要，保持输卵管畅通是能否顺利怀孕的首要条件。因此，输卵管也成了名副其实的"幸孕通道"。

相反，输卵管堵塞则是不孕不育最常见的原因之一。据专家统计，在生育障碍的病例中，输卵管因素所造成的不孕约占25%。在人类生殖系统中，女性输卵管的角色如同牛郎与织女相会的鹊桥。输卵管便是精子与卵子相会、结合成为受精卵，以及早期胚胎发育的地方。若是有输卵管堵塞，也就会降低受孕概率。

因此，有输卵管堵塞的女性，孕前一定要到专业医院疏通输卵管。

要素3：健康良好的子宫

子宫是人体组织中工作最勤奋的器官之一。一般来说，它的大小如同人的拳头，位于膀胱后侧的盆腔和直肠前端。子宫是受精卵培养和成长的重要器官，它在怀孕的过程中扮演着不可或缺的角色。子宫之所以是产生月经和孕育胎儿的重要场所，这些生理功能取决于子宫内膜正常的周期性变化，这变化受到卵巢中黄体细胞分泌出的雌激素和孕激素的控制。而胚胎着床的正常位置是子宫腔，若子宫腔内长息肉、肌瘤或有粘连，都会影响胚胎着床。

因此，孕前一定要检查子宫功能是否正常。

要素4：质和量兼具的精子

生一个健康、聪明的宝宝是每对夫妻的愿望，为了达成这个愿望，只靠妻子一个人是无法完成的。对丈夫而言，也要达到两项优生的关键要素：一是正常性功能，二是质与量兼具的精子。正常性功能指的是能顺利勃起且正常射精。关于这方面，男性根据自己的晨间勃起反应，做个简单的自我检查。另外，睾丸要能制造精子，而且精子的数量、活动力及形态都必须正常，也就是质与量兼具。

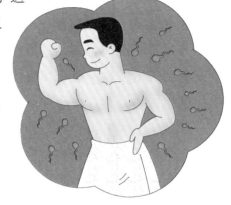

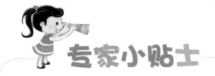
专家小贴士

如何增加受孕概率

无论男女，都应该拥有健康的身体，且无不良的嗜好。如抽烟、酗酒、吸毒等，这些都会影响身体器官的健康，生殖器官也不例外，否则就会降低受孕概率。而女性的生殖器官又较男性复杂，其更要引起注意。

成功受孕必备的4个"最佳"

　　从优生优育的角度来说，有计划地选择最佳受孕机会，即除日常男女对各自体质锻炼和健康的维护外，科学研究表明，选好受孕年龄、季节、时间、体位4个"最佳"也是十分重要的因素。

最佳的受孕年龄——男女各有侧重

　　夫妻选择在适当的年龄孕育，更容易生育出聪明健康的宝宝。那么，男女生育的最佳年龄分别为多少呢？

男性

精子素质在30岁时达到高峰，然后能持续5年高质量，男性在30~35岁为生育后代的最佳年龄。

女性的生殖器官一般在20岁之后才能成熟，23岁骨骼发育完成。健康女性在24~29岁为最佳生育年龄。

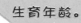

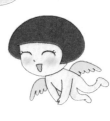

⭐ 女性的最佳生育年龄

生理学家认为，女性生育的最佳年龄段为24～29岁。因为这一时期女性全身发育完全成熟，卵子质量高，若怀胎生育，分娩风险小，胎宝宝生长发育好，故早产、畸形儿和痴呆儿的发生率最低。处于此年龄段的夫妻，生活经验较为丰富，精力充沛，有能力抚育好婴幼儿。遗传学研究表明，母亲年龄过小，自身尚未完全发育成熟，对孩子的发育也会有不良的影响；另外，从培养的角度说，母亲社会经历的薄弱也会直接影响到孩子的智力教育。可也不能年龄过大，母亲年龄过大，胎宝宝智力发育障碍的发生率就会增大，有可能造成智力低下和其他神经系统发育异常。孕妇年龄的增大，卵细胞也会衰老，卵子染色体衰退，一些遗传疾病发生的概率会随之增加。

⭐ 男性的最佳生育年龄

在生育问题上，科学家们的着眼点是遗传。法国遗传学家摩里士研究表明，年龄在30～35岁的男人所生育的后代是最优秀的。摩里士说，男性精子素质在30岁时达到高峰，然后能持续5年的高质量。如果父亲的年龄过大，精子的活力会减退，胎宝宝患各种疾病的发生率亦会相对增大，如精子异常，受孕后容易发生流产、早产和婴儿先天畸形，还会发生软骨发育不全、先天性耳聋和先天性心脏病等。

最佳的受孕季节——秋季

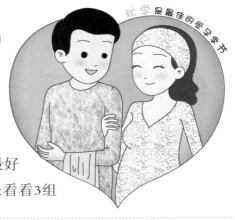

秋季是最佳的受孕季节

四季的变化对人类受孕、怀孕和生育有着明显的影响。选择怀孕的理想季节，对母亲的健康和胎儿的生长发育有很重要的意义。那么，最好选择在什么季节受孕呢？下面我们来看看3组统计数据。

第1组 对准妈妈疾病统计的资料表明：妊娠高血压综合征在天气寒冷、气压高的季节易于发病，1~4月份怀孕发生病毒性感染的概率也较大，如风疹、流感、腮腺炎等，都会导致胎宝宝畸形。

第2组 某医院妇产科对40000多例新生宝宝出生的缺陷统计分析发现，在11~12月份出生的新生宝宝中，缺陷儿的发病率较高，而6~7月份出生的发病率最低。

第3组 某精神病医院对900多名精神分裂症患者与725名正常人的出生月份进行对照分析，发现精神分裂症患者的生日以1月份、2月份、10月份居多。

对上述3组资料进行综合分析，10月份至次年2月份出生的宝宝发生生理缺陷或某种疾病的可能性较大。病毒性疾病是有季节性的，一般发生在冬末和春初。由此推论，受孕时期以6~10月份为宜，其中最佳时间应选择在每年秋季的8~9月份。为什么呢？

★ 易于受孕

人类虽不像动物那样有明显的动情期，但有关资料表明，在温度适宜、气候舒爽的季节，人体内的性激素分泌增多，性欲也旺盛，女性比较容易怀孕。据记载，平均气温在13.6~23℃是受孕的最佳气候条件，这就是春、秋两季给备孕妈妈创造的优越自然条件。

★ 秋季更有利于胎宝宝的发育

怀孕后前3个月是胎宝宝大脑组织开始形成和分化的时期。8月份和9月份秋高气爽，备孕妈妈不用忍受暑热高温的影响，晚上睡眠充足，不仅保证了生理代谢的旺盛，而且又逢蔬菜、瓜果丰收季节，营养和维生素来源充足，又能充分吸收，均有利于胎宝宝大脑的发育。

⭐ 临产气候适宜，营养供给充足

8月份和9月份怀孕，临产期正是春末夏初，气候温和，新鲜蔬菜上市，副食品供应也丰富，保证了孕妈妈的营养供应。而且阳光充足、空气新鲜、着衣日趋单薄，给婴儿揩身沐浴也不易受凉，满月后即可抱到户外晒太阳；周岁断奶时正值春暖花开之期，同样蔬菜新鲜，肉蛋供应充足，均有利于婴幼儿的发育。

最佳的受孕时间——排卵期

每个女性都有一对卵巢，一般每月只有一个成熟卵细胞排出，多为左右卵巢轮流排卵。少数情况下也有一次排出两个甚至以上的卵，如果各碰上一个精子，受精就会变成多胎妊娠。排卵多少有一定的规律性，但也会受多种因素的影响，如新婚夫妇、分居夫妇、分娩后、流产后及哺乳期的女性，或长期服用避孕药后停药等，都会影响排卵，使之提前或延后，也可能有额外排卵（即在一般排卵时间之外的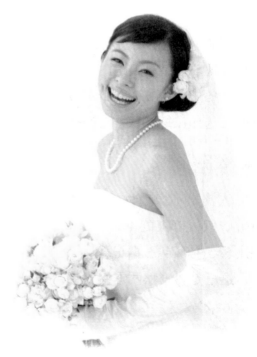排卵）或停止排卵。一项最新的研究结果表明：在排卵期当天及前5天，性交受孕率较高，受孕率的"顶点"是排卵那天。那么自己怎么知道哪天是排卵日呢？以下几种方法相结合，有助于我们准确推算排卵期。

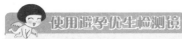 **使用避孕优生检测镜**

检测时用舌尖将一滴唾液滴在载玻片上，风干或灯下烤干后即可目测，每日检测一次。如果出现典型羊齿状结构，就表示有排卵，对图辨认，可在家使用，既方便又简单。

LH排卵检测

尿液中促黄体生成激素（LH）约在排卵前24小时达到最高峰，因此LH浓度的增高成为测试排卵的最佳指标，可直接目测检测结果。

试纸检测法

药店有专门的试纸出售，通过试纸颜色的变化确定是否排卵，方法简便，价格也不贵。

观察宫颈黏液的变化

可以通过观察阴道分泌物的变化判断排卵日。当白带出现较多且异常稀薄，呈鸡蛋清样，清澈、透明、高弹性、拉丝度长的那天很可能就是排卵日。如果你足够细心，甚至能够感觉出排卵时一侧下腹会有隐痛感。

测量基础体温

在经过6~8小时的睡眠后，醒来不进行任何活动所测得的口腔温度就是基础体温。基础体温一般需要连续测量3个以上月经周期才能得出结论。将每天的体温用曲线标出来，体温升高0.5℃以上的那一天就是排卵日。

最佳受孕体位——男上女下

受孕的原理是精子经过宫颈进入宫腔，再到达输卵管，与卵子结合。所以，要想成功受孕，最重要的是夫妻在行房时，要为精子能顺利进入宫腔而采取正确体位。

★ 男上女下：受孕最佳体位

总是保持男上女下似乎是件很乏味的事，但这却是女性受孕的最佳体位。采取这种体位时，位于上方的男性一次次冲刺都能更深更近地触到女方宫颈，等于无形中帮助精子更快更容易地"找到"卵子并与之结合。而对女方而言，平躺仰卧的姿势方便精液射在宫颈口周围，当宫颈外口浸泡在精液中时，给精子进入子宫创造了有利条件。而男方在最后冲刺的时候，尽量接近深处，也是使精子路程缩短的方法。

★ 最大限度深入的后位式

采取后位式，确实可以确保爱人的精液尽可能地接近制造新生命的圣地——子宫，因为这是可以最大限度深入的角度。但是有一点需要注意，那就是如果性爱时男方已经射精完毕，而女方还保持原来的站位或者跪位时，精液就会直接顺原路掉落。因此，在采取后位式时，当丈夫射精完毕，妻子应立即翻身躺下。

★ 根据体型选体位

- 高大型女性最好采用缩短身体的体位，如屈曲位或后背位。
- 娇小型女性一般动作比较敏捷，可适应各种体位，但如果男方相当高大，则不宜采取屈曲位或伸张位，最好采用坐位或骑乘位。
- 肥胖型女性适合采用一般体位和后背位。
- 消瘦型女性最好采用坐位、后背位、侧位或骑乘位。

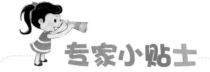

专家小贴士

　　一般来说，希望怀孕时，在采用男上女下体位射精后，应将女性臀部垫高，姿势最好能保持1小时。这样有利于精液储存在阴道后穹隆，对子宫后位的女性而言，尤其可提高其受孕率。

了解遗传对优生的影响

俗话说，"桂实生桂，桐实生桐"，这就是物种的繁衍。这种将亲代的表型、生理功能等特征传给后代的现象，就叫遗传。这就是大家平常看到的子女的相貌、行为甚至喜好常常酷像父母。下面来详细看看遗传对优生的影响。

10类人需做好优生咨询

孕前事先了解你生畸形儿的可能性有多大，这就是通常所说的遗传咨询。遗传咨询的目的就是确定遗传病基因携带者，并对其生育患病后代的概率进行预测，商谈应采取的预防措施，减少遗传病儿的出生，降低遗传病的发病率，提高人群遗传素质和人口质量，取得优生效果。每一对年轻夫妇，都想孕育一个健康聪明的宝宝。但孕育一个"高质量"的宝宝是需要夫妻双方共同谋划的，而做好孕前遗传咨询就是一项十分关键的工作。

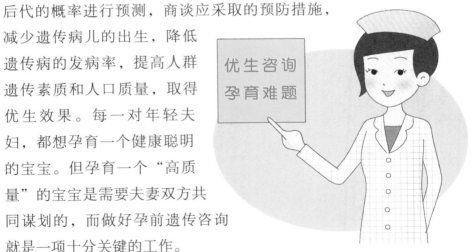

也许有些人认为自己身体十分健康，又没有遗传病家族史，去不去咨询无关紧要，这种想法是错误的。目前由于生存环境的污染，新的遗传病在不断产生，每年平均增加100种新发现的遗传病，因此建议每

一对准备要孩子的夫妻，都应该去正规的优生遗传咨询门诊进行咨询。有以下情况之一的夫妻应该重点进行遗传咨询检查：

（1）近亲结婚的夫妻。

（2）已生育过一个有遗传病或畸形儿的夫妻。

（3）夫妻一方患有遗传病，或者其中一方或双方有遗传病家族史者。

（4）35岁以上的高龄女性。

（5）有习惯性流产史或不明原因死胎史者。

（6）接触致畸物质，如放射线、铅、磷、汞等有毒物或化学制剂者。

（7）怀孕早期患病毒、弓形虫感染，以及在孕期的较长时间里使用过不良药物者。

（8）先天智力低下的患者及其亲属。

（9）确诊为染色体平衡易位携带者，以及其他遗传病基因携带者。

（10）确诊为染色体畸变者的夫妇。

如果已有了怀孕打算，夫妻双方就可以抽时间到妇产科医院进行孕前咨询。通过咨询，医师会收集到夫妇双方的病史资料，并结合体检资料作出全面分析及判断，帮助你了解自己目前的身体状况，并进行预测。

了解遗传的奥秘

上面提到"桂实生桂，桐实生桐"，子女身体上的许多性状都是由父母遗传而来的。遗传就是经由染色体上的基因的传递信息，使后代获得亲代的特征。那么，究竟什么是染色体呢？

染色体存在于人体细胞的细胞核内，即使在放大数十万倍的电子显微镜下也难以看见。当细胞进行有丝分裂的时候，通过某种特定的染色，才能使它们着色从而观察得到。人类染色体形态、数目、大小恒定，而且其形象和它的遗传前代几乎完全相同，之所以子女的相貌、行为甚至喜好常常酷像父母，都是因为染色体的存在。但也有出差错的时候，遗传在某些方面会产生变异，正如"一母生九子，连母十个样"。

人体细胞的遗传信息几乎全部都编码在组成染色体的DNA分子长链上。DNA分子是由两条多核苷酸链依靠核苷酸碱基之间的氢键相连接而成的双螺旋结构。在这条长链上，每3个相邻的核苷酸碱基组成的特定顺序，即代表一种氨基酸，亦即是DNA分子储存的遗传信息。

染色体是DNA的载体，染色体的准确数目是46条，即23对。其中44条（22对）为常染色体，男女都一样，另外2条为性染色体，男性为1条X和1条Y染色体，女性为2条X染色体。

当精子和卵子结合成受精卵时，两个配子的基因组相融合，并由来自男性的性染色体来决定胎儿的性别。

在子代细胞的染色体中，一半来自父亲，一半来自母亲，子女携带了父母双方的遗传信息，逐渐成长发育，直至孩子出生、长大成人，再次生成精子或卵子时，染色体仍然对半减少，如此循环往复，将父母的各种特征一代又一代地传递下去。

智力具有一定的遗传性

智慧与才能虽不是完全由遗传所决定，但遗传对智力发展的影响是客观存在的。目前普遍使用的智力测量标准是"智商"。智商为200分制，即最高的分数是200分，最低的是0分。

90～110分者属于正常智力；120～140分者为聪明人；140分以上的则是绝顶聪明的人。分数越低，表示智力越差。70分以下的为智力低下，其中50～70分属于愚笨，25～50分者为痴呆，0～25分者为白痴。较高智商父母的子女往往比较聪明，反之亦然。

据统计，父母的智力高，孩子的智力往往也高；父母智力平常，孩子智力也一般；父母智力有缺陷，孩子有可能智力发育不全。有人长期研究过一群智商在140分以上的孩子，发现这些孩子长大后一直保持优秀的才智。他们子女的智商平均为128分，也远远超过一般孩子的水平。而对于精神缺陷者，他们的孩子有59%精神缺陷或智力迟钝。

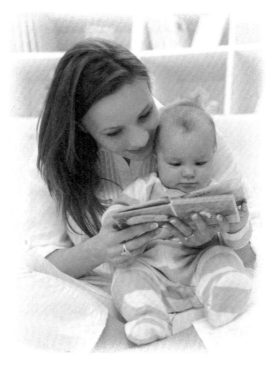

但是，智力的实际表现还要受到主观努力和社会环境的很大影响，后天的教育、训练以及营养等因素起到相当大的作用。没有这一条，再好的遗传基础也不行。可以设想，即使是具有特殊脑结构的"神童"，如果一出生就落入狼穴，也只能长成"狼孩"。

由此可见，遗传提供了智力的基本素质，后天因素则影响其发展的可能性。所以，要想使后代智力超群，就必须在优生和优育上一起下功夫，使孩子的智能潜力得到更充分的发挥。

了解血型遗传规律表

血型是有遗传规律的，依照血型遗传规律，如果知道父母的血型，便可推算出子女可能是哪种血型。这在法医的亲权鉴定上，可提供某些参考价值，而目前最准确的方法是脱氧核糖核酸（DNA）检测。除此之外，知道父母血型对孕期输血或治疗血液性疾病也有重要意义。以下是血型的遗传规律表。

父母血型	子女血型	子女不应有的血型
O+O	O	A、B、AB
O+A	A、O	B、AB
O+B	B、O	A、AB
O+AB	A、B	O、AB
A+A	A、O	AB、B
A+B	AB、A、B、O	
A+AB	A、B、AB	O
B+B	B、O	A、AB
B+AB	A、B、AB	O
AB+AB	A、B、AB	O

根据上述血型遗传规律表，如果丈夫和妻子的血型是"A"型和"B"型，则小宝宝的血型除了"A"或"B"型外，还会有"O"或"AB"型。

外貌特征的遗传关系

许多人总是在不经意间发现原来宝宝和自己有那么多的相似之处，它们或大或小，或多或少。身材高矮、体型胖瘦、肤色深浅、眼睛大小……爸爸妈妈的基因就像快乐的小密码，留在宝宝的身体和一生的成长中。那么，从遗传学的角度来说，父母会把自己的哪些"优点"传给自己的孩子呢？

绝对遗传

眼睛：父母的眼睛形状对孩子的影响显而易见。对于孩子来说，眼形、眼睛的大小是遗传自父母的，而且大眼睛相对小眼睛而言是显性遗传，只要父母双方有一个人是大眼睛，生大眼睛孩子的可能性就会大一些；一般来说，单眼皮与双眼皮的人结婚，孩子极有可能是双眼皮。

但如果父母都是单眼皮，那么孩子也会是单眼皮。另外，长睫毛也是显性遗传，父母双方只要有一个人拥有动人的长睫毛，孩子遗传长睫毛的可能性就非常大。

下颌：是不容"商量"的显性遗传，像得让你无可奈何。如即使父母任何一方有突出的大下巴，子女们常毫无例外地长着类似的下巴，像得有些离奇。

肤色：让人别无选择。它总是遵循父母中和色的自然法则。如父母皮肤较黑，绝不会有白嫩肌肤的子女；若一方白一方黑，那么，在胚胎时"平均"后大部分会给子女一个不白不黑的"中性"肤色，但也有偏向一方的情况发生。

⭐ 有半数以上概率的遗传

肥胖：如果父母双方都肥胖，子女会有53%的概率成为大胖子。如果父母有一方肥胖，孩子肥胖的概率便下降到40%。这说明，胖与不胖，大约有一半可以由人为因素决定。因此，父母完全可以通过合理饮食、充分运动使子女体态匀称。

秃头：父亲是秃头，遗传给儿子的概率则有50%，就连母亲的父亲，也会将自己秃头的25%概率留给外孙们。这种传男不传女的性别遗传倾向，让男士们无可奈何。

青春痘：这个让少男少女耿耿于怀的容颜症，居然也与遗传有关。父母双方若均患过青春痘，子女们的患病率将比无家族史者高出20倍。

⭐ 概率不高的遗传

少白头：属于概率较低的隐性遗传，因此不必过分担心父母的少白头会在孩子的头顶上重现。

⭐ 后天可塑的遗传

声音：通常男孩的声音大小、高低像父亲，女孩像母亲。但是，这种由父母生理解剖结构的遗传所导致的音质不美，多数可以通过后天的发音训练而改变，使某些声音条件并不优越的人可以通过科学、刻苦的练习而圆一个甜美嗓音的梦。

腿形：如果孩子的腿形酷似父母的那双脂肪堆积的腿，也可以通过后天的锻炼而塑造为修长健壮的腿。要是那双腿若因遗传而显得过长或太短时，就无法再塑，只有听任自然了。

长寿：长寿不仅涉及多基因遗传，还受到饮食、运动和环境等的影响。长寿的遗传特征有两点：一是长寿可多代连续长寿，也可隔代长寿，或只是两代长寿；二是呈现母系遗传优势，即女性比男性长寿。

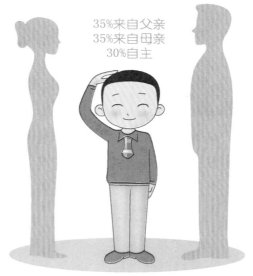

35%来自父亲
35%来自母亲
30%自主

身高：父母的身高对孩子的身材有一定的影响，这是由遗传学规律所决定的。一般情况下，父母都高，生下的孩子就高；父母一个高，一个矮，孩子有可能高；但父母双方都矮，生出的孩子一般都不会高。不过也不尽然，这与后天的营养与锻炼也有很大的关系。

此外，很多健康状况，包括健康长寿基因或致病基因也会在下一代身体中遗传。不过，后天的身体锻炼、合理生活及医疗条件可以改变这种先天的状况。

容易把病传给孩子的几种情况

孩子是父母的希望，谁都希望自己的孩子健康快乐，如果孩子生下来就有一些遗传性疾病，不仅孩子会一生痛苦，孩子的爸爸妈妈及其他亲属也将痛苦不堪。下面介绍几类父母的情况，有很大可能将自己的

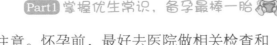
不良基因遗传给宝宝，要特别注意。怀孕前，最好去医院做相关检查和咨询。

35岁以上的高龄孕妇

有关资料证明，染色体偶然错误的概率越到生殖年龄后期越明显增高。因为女性一出生，卵巢里就储存了她这一生全部的卵细胞，当年龄较大时，卵子就相对老化了，发生染色体异常患儿的可能性也会相应增加。统计资料显示，此种可能性约为4.5%。

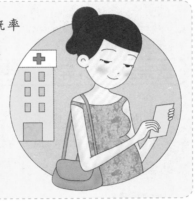

夫妻一方为平衡易位染色体的携带者

如果父母一方为平衡易位染色体的携带者，他们的子女中有25%的概率将流产，25%的概率可能是易位型先天愚型，25%的概率可能是平衡易位染色体的携带者，只有25%的概率可能是正常的孩子。

已经生过一个先天愚型患儿的母亲

已生过一个常染色体隐性代谢病患儿（如白化病、先天性聋哑、侏儒、苯丙酮尿症）的母亲，再次生育时，其第二个孩子为先天愚型患儿的概率为3%，孩子的发病率为25%。

夫妻双方为高度近视者

近视有两种类型，一种是单纯近视，另一种是高度近视，它们的发生与遗传因素有一定的关系。低中度近视是指600度以下的近视，极为常见，其发生与遗传因素和环境因素均有关系，一般认为系多基因遗传。高度近视指600度以上的近视，夫妻双方如均为高度近视，其子女通常会发病。

有习惯性流产史的夫妻

统计资料显示，习惯性流产女性的染色体异常的概率比常人高12倍。凡是胎儿有染色体异常的，均易流产。

近亲结婚易导致出生缺陷

近亲是指三代以内有共同的祖先。如果他们之间通婚，就称为近亲婚配。好比一对夫妇，如在曾祖父以下世代有共同祖先，就算是近亲结婚。表兄妹结婚，就是较常见的近亲结婚。大多数国家都不鼓励近亲结婚，甚至禁止近亲结婚。《中华人民共和国婚姻法》规定：直系血亲和三代以内的旁系血亲之间禁止结婚。

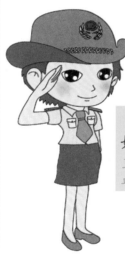

《中华人民共和国婚姻法》规定：

直系血亲和三代以内的旁系血亲之间禁止结婚。

根据研究资料，近亲结婚害处极大：隐性遗传疾病和基因遗传疾病的发病率高，是非近亲结婚发病率的6倍。所以，目前世界上许多国家，包括我国在内的婚姻法都明文规定禁止有血亲关系的人结婚。举例来说，大家都知道达尔文是著名的生物学家，年轻的达尔文和他温柔美丽的表姐爱玛感情笃深，他的充满艰辛的环球旅行持续了5年，表姐一直等着他，直到他安全返回英国才幸福成婚。但因为是表亲，婚后生育10次，3个孩子夭折，3个孩子不能生育，所剩4个子女也程度不同地存在着各种疾患。这是多么不幸的事。

近亲结婚，后代的死亡率高，所生孩子不能生育，并常有遗传病。这是由于近亲结婚的夫妇，从共同祖先那里获得了较多的相同基因，容易使对生存不利的隐性有害基因在后代中相遇（即纯合），因而容易出生素质低劣的孩子。

据世界卫生组织估计，人群中每个人约携带5～6种隐性遗传病的致病基因。在随机婚配（非近亲婚配）时，由于夫妇两人无血缘关系，相同的基因很少，他们所携带的隐性致病基因不同，因而不易形成隐性致病基因的纯合体（患者）。而在近亲结婚时，夫妇两人携带相同的隐性致病基因的可能性很大，容易在子代相遇，而使后代遗传病的发病率升高。

为了子孙后代的健康，为了家庭的幸福，为了提高人类人口素质和社会的进步，大家应该远离近亲结婚。

经科学证实的有趣遗传

科学家发现，人类除了性格、相貌、体态、动作等能遗传外，还有许多来自先辈的遗传品质和特征，诸如好斗、爱吃肉、左撇子等一些有趣的遗传现象。

研究发现，反社会的人格特征，如好斗、爱争吵、说谎、欺凌弱小等可能是由基因决定的，有这样基因的孩子，即使被他人收养，也会有不好的行为，并且一代代传下去。

科学研究表明，人的面部表情更多源于基因而不是模仿，每个家庭都有特定的表情习惯，如生气时咬嘴唇；消极的表情比积极的表情更容易遗传。

一个对羞怯进行的研究显示，父母积极的培育和主流文化的影响是决定孩子是否成为害羞者的两个主要因素，但还有一个重要的第三因素：有迹象表明，害羞也是由遗传带来的。

酒瘾

男士酗酒不但影响自身健康，还有可能把酒瘾传给下一代。丈夫如果大量喝酒，妻子怀孕后生下的孩子可能就是"婴儿酒综合征"患者。这样的孩子爱哭闹，智力弱，长大后也易酒精成瘾。

爱吃肉

英国癌症研究中心的科学家发现，孩子喜欢吃大鱼大肉的饮食习惯是从父母那里遗传的，但吃蔬菜和甜点的习惯则是后天培养的。

双胞胎

同一家族中往往会一次又一次地出现双胞胎。这种女人体内会携带的基因，使她在排卵期产生的卵细胞加倍。虽然男人携带这种基因可能不会让他生出双胞胎，但他却可以把它遗传给女儿。

左撇子

在双亲都是左撇子的家庭，子女左撇子的概率是50%。更有趣的是，95%的左撇子头发的"头旋"都是顺时针方向旋转的，而左撇子和左右手都很灵活的人，"头旋"顺时针和逆时针旋转的各占一半。

孕前需要特别注意的事项

在女性备孕前期，为了宝宝能够健康地成长和发育，男女双方必须了解一些孕前需要特别注意的事项，大家务必仔细观察一下，看看哪些是必须要注意的。

重度贫血患者不能怀孕

孕前有重度贫血的女性是不能怀孕的，要经过治疗痊愈后再考虑怀孕。

女性贫血的症状

● 软弱无力：疲乏、困倦，大多因肌肉缺氧所致。

● 皮肤、黏膜苍白：皮肤、黏膜、结膜以及皮肤毛细血管的分布和舒缩状态等因素的影响。

● 心血管系统：心悸为最突出的症状之一。严重贫血或原有冠心病，可引起心绞痛、心脏扩大、心力衰竭。

● 呼吸系统：气急或呼吸困难。

● 中枢神经系统：头晕、头痛、耳鸣、眼花、注意力不集中、嗜睡等均为常见症状。

● 消化系统：食欲减退、腹部胀气、恶心、便秘。

● 生殖系统：女性患者中常有月经失调，如闭经或月经过多。

女性贫血的预防与调理

根据发病原因，贫血分为缺铁性贫血、营养性巨幼细胞性贫血、再生障碍性贫血、溶血性贫血、失血性贫血等，女性群体中以缺铁性贫血最为多见，发病率为20%以上，准妈妈则高达40%。饮食疗法是治疗和预防缺铁性贫血的有效手段之一。若是轻度贫血，只需调理饮食，即可改善贫血状态。

● 多吃含铁量高的食物。包括动物性食物：动物肝脏、瘦肉、蛋黄等；植物性食物：海带、黑芝麻、菠菜、黑木耳、黄豆、黑豆、紫菜、大米、玉米、麦芽等；水果类：李子、桃、杏、苹果等。

● 足量的高蛋白食物。高蛋白饮食可促进铁的吸收，也是合成血红蛋白的必需物质，如肉类、鱼类、禽蛋等。

● 常吃富含维生素C的新鲜水果和绿色蔬菜。如橘子、山楂、番茄、苦瓜、柿子椒、莴笋等。维生素C有参与造血、促进铁吸收利用的功能。

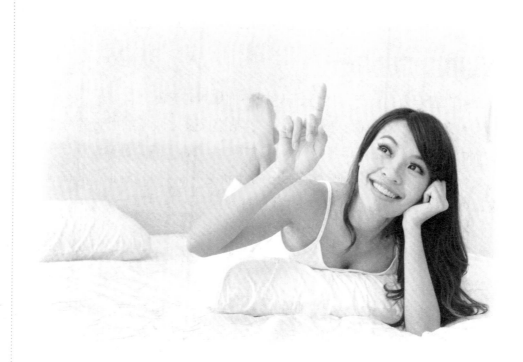

除了在饮食中进行科学养血和补血之外，女性应在生活中学会自我保养，做到起居有时、娱乐有度、劳逸结合。保持心情舒畅，不仅可以增进机体的免疫力，同时还能促进骨髓造血功能。

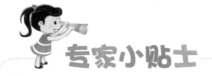

女性补血，提倡使用铁锅煎炒食物，因为炒菜时锅与铲之间的摩擦会产生许多微小碎屑，铁便溶于食物之中。所以，铁锅是一种很好的补血器皿。

可以考虑怀孕的乙肝患者

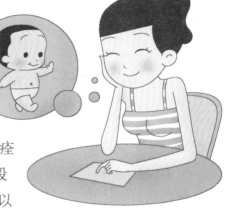

患有乙肝的女性能否怀孕不应一概而论，可以根据病情的性质、是否活动期等情况来区别对待。

患急性乙肝的女性经适当治疗、合理调养后，几个月内即可痊愈。待所有指标正常后，再经过一段时间的休养，使体力完全恢复，就可以考虑怀孕。慢性乙肝患者首先应弄清楚自己病情的轻重程度，再决定是否怀孕。如果是乙肝病毒携带者，经长期随访检查肝功系列始终正常，B超检查不提示肝硬化，可以考虑怀孕。

乙肝患者一旦怀孕，应该终止使用各种对肝有毒性的药物，如抗生素、抗结核药物、治疗糖尿病药物等。乙肝准妈妈，尤其是乙肝"大三阳"的准妈妈，应该在怀孕的第7、8、9月，分别注射一支高效价乙肝免疫球蛋白，以预防乙肝病毒的宫内感染，使新生儿健康出生。

哪些乙肝患者不能怀孕

女性孕育本身就对肝脏有着巨大的压力，特别是对于乙肝炎症正处于活动阶段的患者来说，本来就存在着肝脏的损伤，乙肝病毒不断复制，给肝脏带来压力。当乙肝患者怀孕的时候，压力将会加重，甚至威胁孕者自身健康，带来生命危险。

因此，当患者的乙肝炎症正处于活动阶段，检查肝功能异常，自觉疲乏、食欲不振、腹胀等，这时应该避免怀孕。

处于活动期的乙肝患者，应该首先接受正规的治疗，包括抗病毒和免疫调节治疗等。待肝功能恢复正常、病毒复制指标转阴或复制能力降低时再考虑怀孕，这样对母子均有利。如果B超检查发现肝炎已经发展到肝硬化程度，最好不要怀孕。对于活动性肝炎患者经治疗后，病情稳定，肝功能正常半年以上，怀孕较为安全。

糖尿病患者受孕前须"过三关"

有糖尿病的女性在怀孕后很容易合并妊娠糖尿病，如果不能很好地控制，还会导致流产、早产，甚至出现巨大儿等。如果糖尿病未经控制，发生流产和分娩问题的危险会显著提高。为此，内分泌科医师说，女性糖尿病患者要想生育须"过三关"。

第一关：做好相关体检

稳定血糖对要生育的糖尿病女性非常重要，在孕前务必做一个全面体检，然后再考虑是否怀孕。

● 稳定血糖水平。血糖监测结果至少在3个月之内都显示波动不大，空腹血糖不超过6毫摩尔/升，饭后血糖不超过8毫摩尔/升。

● 糖化血红蛋白控制在6.5%～7%之间。因为糖化血红蛋白代表了3个月的平均血糖水平，能够有效显示患者的血糖控制状况。

● 无严重并发症。如眼部病变、心肺功能异常、肝肾功能不全等，在这种情况下，怀孕不仅会威胁准妈妈生命，腹中的胎儿也多半会出问题。

第二关：控制饮食

　　糖尿病患者经体检后确认可以怀孕，在孕期也应适当控制饮食。原则上，病情轻者可适当控制碳水化合物，低盐饮食，保持尿糖阴性或阳性，能从事日常活动而无饥饿感，并给予维生素、钙及铁剂。重症者尚需药物治疗。

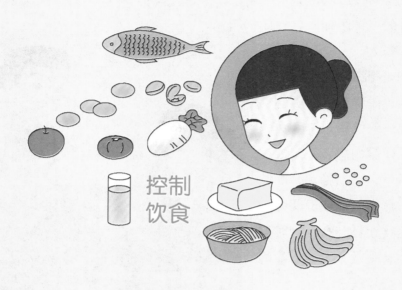

控制饮食

第三关：学会正确使用胰岛素

　　怀孕期间饮食控制血糖不够理想者，可在医生指导下，进行胰岛素治疗，用药量应根据病情而定。一般来说，早晨用1次或早晚各1次。怀孕前半期，由于胎儿能量的主要来源是葡萄糖，这要由准妈妈不断提供，往往使空腹血糖低于妊娠前水平，此时胰岛素用量应减少30%左右；后半期，由于胎盘胰岛素酶增加，促使胰岛素分解，加之胎盘雌激素、泌乳素对胰岛素的拮抗作用，胰岛素用量应较孕前增加约2/3。但在临产或产后，对胰岛素的需要量又显著下降。

心脏病患者孕前应进行咨询

健康的人怀孕后心脏负担也会加重，有心脏病的人负担会更重，越接近分娩越容易出现心脏功能不全、血运障碍，造成胎盘血管异常，导致流产、早产，心脏病还是妊娠中毒症的起因。因此，在孕前就已诊断为心脏病的女性，在准备怀孕时要进行一次较全面的检查，并经咨询医师后再做怀孕的准备。

患心脏病的女性是否能怀孕，关键要视心脏的功能和疾病的性质来决定。一般可以怀孕的患者，年龄在35岁以下，病情稳定，能胜任日常体力活动或轻便劳动者。这样在怀孕和分娩时发生心力衰竭及其他并发症的概率就会降低。

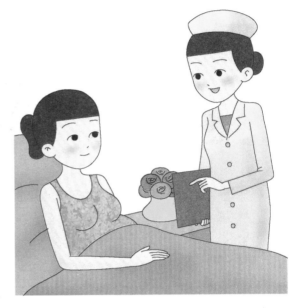

而轻微劳动便出现心悸、气急者，有心衰病史或伴有慢性肾炎、肺结核者，心脏有明显扩大或曾有脑栓塞而恢复不全者，风湿性心脏病伴有房颤或心率快难于控制者，严重的二尖瓣狭窄伴有肺动脉高压的风湿性心脏病、心脏畸形较严重或有明显紫绀的先天性心脏病而未行手术者，都不宜怀孕。这类患者的妊娠、分娩和产褥期心力衰竭的发生率超过47%，同时也会增大胎儿流产、早产或死胎的风险。

肾病患者应根据病情选择怀孕

女性肾病患者究竟能不能怀孕？妊娠会不会加重肾脏病变？这些

问题经常困扰着未生育的已婚女性肾病患者。实际上，肾病仅仅是肾脏患有疾病的总称，有肾病的女性能否怀孕，关键要看患的究竟是什么类型的肾病，是否伴有高血压，以及有无肾功能减退和减退的程度等。

一般可以怀孕的肾病患者包括：

⭐ 肾结石患者

怀孕以后对疾病非但无不良影响，相反还可因怀孕后肾盂、输尿管的扩张，而有利于结石的排出。

⭐ 慢性肾炎病情较轻者

患慢性肾炎的女性，如果肾功能已基本正常，尿蛋白少量（微量或"+"），且在一段时间的稳定期，可以怀孕。但应注意休息，增加营养，饮食宜淡不宜过咸。注意增强身体抵抗力，避免各种感染，定期检查肾功能。仅有少量蛋白尿而不伴有血压增高者，孕期只要加强保健、精心监护，妊娠一般会是良好的。

除以上两种情况外，其他肾病患者均不宜怀孕。怀孕会加重体内许多脏器（包括肾脏在内）功能的负担，这是因为怀孕以后血循环中的血容量增加，导致了流经肾脏的血液量和肾小球的滤过率也增加了，而且血清尿素氮和肌酐水平也有所降低，这就使得肾脏的体积比怀孕时要增大，长度也加长。孕后子宫膨大，压迫了输尿管，加上孕激素水平的增高，使平滑肌松弛，肾盂、肾盏和输尿管扩张，从而容纳大量的尿液而积水。所以，怀孕期间很容易得尿路感染，压迫肾静脉，产生蛋白尿，加重病情。

尤其是急性肾炎、慢性肾炎较重者，如果怀孕了，不仅不利于肾炎的治疗，而且还容易造成流产、早产。一般来说，急性肾炎病愈至少3年后，方可受孕。

孕前应注射的常用疫苗及时间

我国目前还没有专为女性设计的怀孕免疫计划，但是专家建议有几种疫苗在怀孕之前最好注射。

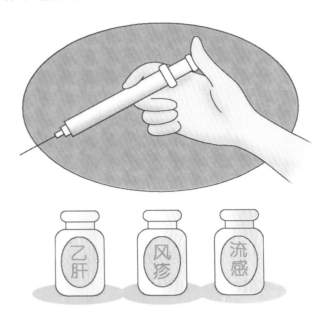

乙肝疫苗

乙肝疫苗是用乙肝病毒外面一层表壳，即表面抗原制作的。如果孕妇没有感染过乙肝病毒，为预防孕妇得肝炎，并使胎儿免遭乙肝病毒侵害，可以注射乙肝疫苗。

注射时间：按照0、1、6的程序注射。即从第一针算起，在此后1个月时注射第二针，在6个月的时候注射第三针。建议准妈妈在孕前9个月进行注射。

甲肝疫苗

甲肝病毒可以通过水源、饮食传播。而妊娠期因为内分泌的改变和营养需求量的增加，肝脏负担加重，抵抗病毒的能力减弱，极易感染。因此专家建议高危人群（经常出差或经常在外面吃饭）应该在孕前注射疫苗防病、抗病。

注射时间：至少为孕前3个月。

风疹疫苗

风疹病毒可以通过呼吸道传播，如果准妈妈感染了风疹，有25％的早孕期风疹患者会出现先兆流产、流产、胎死宫内等严重后果；也可能会导致胎儿出生后出现先天性畸形、先天性耳聋等。最好的预防办法就是在怀孕前注射风疹疫苗。

注射时间：至少在孕前3个月。因为注射后大约需要3个月的时间，人体内才会产生抗体。

流感疫苗

这种疫苗属短效疫苗，抗病时间只能维持1年左右，且只能预防几种流感病毒，适于儿童、老人或抵抗力相对较弱的人群。对于孕期的防病、抗病意义不大。因此专家建议可根据自己的身体状况自行选择。

注射时间：应该在注射流感疫苗3个月后再怀孕。

水痘疫苗

早孕期感染水痘可导致胎儿患先天性水痘或新生儿水痘，如果怀孕晚期感染水痘，就可能导致孕妇患严重肺炎甚至致命。

注射时间：准备怀孕的女性至少应该在受孕前3个月注射水痘疫苗。

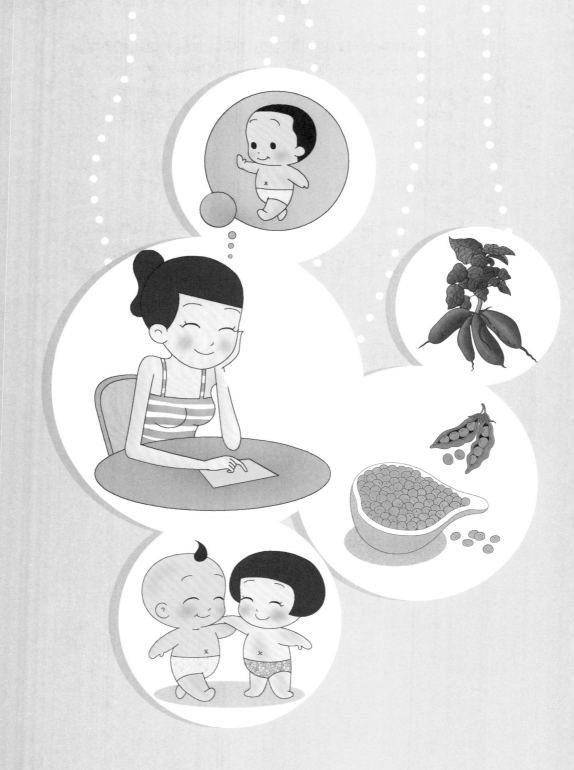

Part 2

备孕第1阶段：孕前180～150天

一个健康聪明的宝宝，除了十月怀胎的细心呵护之外，还需要备孕爸爸和备孕妈妈至少180天的孕前准备，如心理准备、孕前检查、生活方式、工作方式，一些影响怀孕的常见病，都需要适当地调适和准备，哪一项也不能少。那么，从现在开始步入备孕期吧！因为，好的开始是成功的一半。

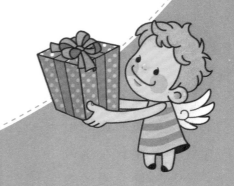

做好怀宝宝的心理准备

计划怀宝宝，比意外而至要好得多。如果你和丈夫已经开始计划要宝宝了，那么除了把生活习惯、身体状态调整到最佳外，在心理上也应做好相应的准备，这种准备有时比其他准备更重要。

孕前做好心理准备很重要

怀孕和分娩是女人最为重要的事情之一。从少女到妻子，从结婚到怀孕，从怀孕到分娩，所有的变化都是女性一生中所要经历的自然过程。从准备怀孕起，未来的妈妈们便开始经历生命中最大的变化。为了更好地适应这一变化，孕前良好的心理准备是备孕妈妈必须注意的关键问题。

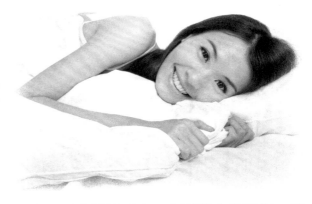

每个成年女性都渴望有一个健康活泼的小宝宝，但是孕育小生命是一个漫长而又艰辛的过程，需要慎之又慎。怀孕早期，因为早孕反应，你可能食欲不振，泛酸呕吐，随着怀孕天数的增加，你又会行动不便，甚至出现一些妊娠并发症，为了治疗可能需要打针吃药。你是否会以平静的心态对待这些，会不会因此迁怒到丈夫甚至肚子里的孩子呢？

因此，计划怀孕之前，备孕爸爸妈妈一定要做好心理准备，创造和谐的心理环境。夫妻之间要主动协调相互的心理平衡，当一方由于气质或性格上的原因而心态失常时，另一方要善于引导，使其摆脱困境，安排好适宜的节律，加大与对方关系中的"容忍度"，将平时易引起争论的非原则性问题暂时搁下，留待适当的时机去解决。

特别是计划受孕那几天，要注意调节心理平衡，善于安排适宜的生活节律，以消除容易导致心理失调的因素。夫妻间只有加大相互间的容忍度，达到良好的心理平衡状态，才能孕育健康的下一代。

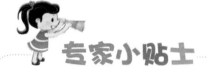

接受怀孕带来的变化

小生命的诞生会使夫妻双方的二人世界从此变为三人世界，孩子不仅要占据父母的生活空间，而且要占据夫妻各自在对方心中的空间。这种心理空间的变化往往为年轻的夫妇所忽视，从而感到难以适应。

心情不好真的会影响怀孕

随着科学的发展，人们对生育的要求也越来越高了，每个家庭都希望根据自己的情况，有计划地生育一个健康聪明的宝宝，而很多时候往往事与愿违。我们常常看到一些夫妇计划要孩子前，去医院做产前咨询，并且做全面的孕前检查，得知一切正常后开始认真备孕。可这其中也有一部分人是因为心情不好、精神紧张常常导致内分泌失调。

大量的研究表明，在不孕不育的诸多因素当中，精神心理因素是一个重要的原因，约占5%。当精神紧张时，机体发生应急反应，肾上腺素与去甲肾上腺素释放增加，使得体内儿茶酚胺浓度增加，下丘脑和垂体合成的许多激素增加，这些激素的变化影响下丘脑—垂体—卵巢性腺轴功能，导致内分泌失调，出现月经紊乱，卵巢排卵障碍，以及影响卵巢性激素的分泌，导致不孕。同时紧张也造成子宫和输卵管发生痉挛性的收缩，子宫颈分泌发生异常，这些变化都不利于精子通过宫颈、输卵管而影响受精，从而也会导致不孕。而在男性方面，过度紧张可出现阳痿、早泄、暂时的性功能障碍，以及影响精子的质量，导致男性不孕。

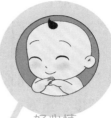

好心情
决定
胎儿
健康

在日常生活当中，常见到一些女性朋友结婚后长时间没怀孕就精神紧张，尤其是随着年龄的增大，天天忧心忡忡、精神焦虑、四处求医，可治疗效果往往也不理想。当心里彻底放弃或领养了一个孩子后，心情放松，不再纠结生育这个问题时，却意外怀孕了。原因就在于她心情放松后，内分泌恢复正常，造成不孕的因素解除了。因为她们本身不存在器质性的不孕因素，所以这时就可以顺利怀孕了。这充分说明了精神因素是会导致不孕的。

孕前7种心理会影响受孕

对于许多孕前夫妻来说，在怀孕前都会出现不同程度的心理压力，如担心自己的身体是否健康、自己能否成功受孕等问题。下面7种不良心理会影响受孕。

紧张心理导致孕育推迟甚至不孕

有些新婚夫妇，实行旅游结婚，住在亲戚家或斗室同居，精神难免紧张，男性容易出现暂时性阳痿，加上缺乏性知识，心理压力无法解除，日后就可能发展至难治性阳痿，导致不孕。

焦急心理误导怀孕

有的女性得了不孕症，盼子心切，病急乱投医。听说某地名医有祖传秘方，就慕名登门求医。听说远方有某名医治疗不孕症有高深造诣，千里寻医在所不惜，东碰西撞，缺乏孕前的系统检查。

恐惧心理导致神经障碍

某些神经质类型患者，对性刺激敏感，性交怕痛，出现阴道痉挛，无法进行性生活，往往造成多年不孕，经过心理治疗并建立正常夫妻生活后，即可怀孕。

悲观心理增加受孕难度

有些不孕患者，结婚时夫妻感情很好，由于婚后不孕，生活似乎失去了色彩，也对性生活失去了兴趣，以致夫妻性生活不和谐，进一步增加了受孕的难度。

怕羞心理是一种负担

一些高龄产妇，当询问她们为什么这么晚怀孕、为什么这样晚才找医生时，她们往往叙述有结婚多年不孕史。由于思想闭塞，存有怕羞心理，不敢到医院检查，等年龄大了，越发着急，才硬着头皮去找妇科医生看病，耽误了治疗时机。

抑郁心理不利受孕

不孕患者往往精神疲惫、抑郁易怒、胸闷乳胀、四肢无力、腹部胀气、苦恼万分，精神负担很重，以致抑郁成疾。

"幻想"心理

有些妇女结婚多年不孕，盼子心切、积思成疾、出现闭经，继而恶心呕吐、食欲不振，类似早孕反应，停经4～6个月时自觉出现"胎动"，继而脂肪肥厚、腹部膨隆，此即所谓"幻想妊娠"，其实此非真正妊娠。

孕前如何做好心理准备

孕前心理准备大体要注意以下几项：

掌握孕育知识	要学习和掌握一些关于妊娠、分娩和胎儿在宫内生长发育的孕育知识，了解如何才能怀孕及妊娠过程中出现的某些生理现象，如早期的妊娠反应，中期的胎动，晚期的妊娠水肿、腰腿痛等。一旦有这些生理现象的出现，要正确对待、泰然处之，避免不必要的紧张和恐慌。
了解医疗保健知识	部分孕妇由于缺乏医疗保健知识，对妊娠及分娩感到不安或恐惧，怕痛、怕手术、怕难产等，这些生理与心理上的变化，最终会使得不少怀孕妇女患上焦虑症，出现烦躁、易激动、失眠、食欲差等症状，不利于母体和胎儿的身心健康。因此，女性要加强自我保健，注意孕前就调整好身心状态，做好充足的怀孕心理准备，积极防治焦虑症的发生。
树立生男生女都一样的观念	对于这一点，不仅是准妈妈本人要有正确的认识，而且应成为家庭所有成员的共识，特别是老一辈人要从"重男轻女"的思想桎梏中解脱出来，给予子女更多的鼓励和关心，解除孕妇的后顾之忧。如果能有生男生女都一样的思想准备，则可放松，不再有思想包袱，对优生则大有好处。
保持良好的生活方式	生活和行为方式是受心理支配的，有了足够的思想准备，才能有意识地调整自己的行为方式，而良好的生活方式不仅能促进母体和怀孕后胎儿的身体健康，更是心理健康的保障。

（续表）

了解体育活动对调节心理状态的积极意义	适当参加体育锻炼和户外活动，放松身心。无论是孕前、孕后，女性都要有适当的体育活动。到了妊娠中晚期，孕妇的体形变得臃肿、沉重，这时候许多孕妇懒于活动，整天待在室内，这是不科学的。可根据自身实际情况，选择适宜的运动，尽可能多做些户外活动，这样有利于血液循环和精神内分泌的调节，还可放松紧张与焦虑的心态。
要做好怀孕以后出现妊娠反应的心理准备	虽然大多数女性为怀宝宝都做好了心理准备，但是她们没有想到的是孕后的种种不适会如此令人难受，如头晕、乏力、嗜睡、恶心、呕吐，有的甚至不能工作、不能进食。要减轻这些症状，在呕吐发作的时候，可以做深呼吸来缓解症状，但嘴里有吐的东西时，不要吸气。如果呕吐严重，就要找医生诊治。
要重视产前检查，接受医生指导	产前检查有利于对妊娠情况的掌握，发现新的问题可及时得到解决，这成为优生的关键。而有些妇女不懂得产前检查的重要性，心想只要怀孕期间没病没灾，查它干什么？已经怀孕了，到时只要能生下孩子就行。

事实证明，有心理准备的孕妇与没有心理准备的孕妇相比，前者的孕期生活要顺利从容得多，妊娠反应也轻得多。有了这样的心理准备，孕前孕后生活是轻松愉快的，家庭也充满幸福、安宁和温馨，胎儿会在优良的环境中健康成长。

如何消除孕前心理压力

对于许多备孕夫妻来说，在怀孕前都会出现不同程度的心理压力，如担心自己的身体是否健康、自己能否成功受孕等问题。因此，在怀孕前消除心理压力很关键。下面，我们就一起来说说，备孕夫妻如何缓解孕前各种心理压力。

调适夫妻关系

如果夫妻双方经商量决定怀孩子，则无论从心理上、生活上，夫妻双方更应多为对方着想，尤其是丈夫对妻子应体贴、照顾，给孕妇创造一个愉快舒适的环境，让她有平和愉快的心态。家庭生活以孕妇为中心，以利于顺利度过孕期。生孩子不仅仅是妻子一个人的事，同时也是丈夫的事，更确切地说是整个家庭的大事。

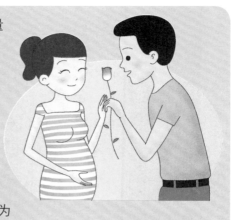

做爱要求

良好的心理素质与和谐的性生活紧密结合，是达到优生的重要因素。所以，实现优生的性生活应具备下列心理准备：

● 做爱时，夫妻双方的注意力要集中，完全排除其他无关的干扰。

● 夫妻双方都有做爱的要求，并为此感到轻松愉快。

● 夫妻双方都有正常的性欲望和性冲动，而不仅仅是一方。

● 夫妻双方要在高度的兴奋、愉悦、舒坦、满足中完成性行为。

● 性交过程中，夫妻双方激动、兴奋、欢快的情绪应趋浓烈，并互相影响、感染、激励对方。

并非每次性生活夫妻双方都要达到上述要求，有时因偶然因素，使性生活不尽如人意，缺乏正常性快感，也是不足为奇的。只要对方体谅，即可在下次性生活中得到补偿。只有这样，才能使夫妻性生活保持最佳心理状态，获得极大的精神愉悦。

解除生活顾虑

怀孩子的决定做出以后，自然要经历一个从怀孕、妊娠直到生产和哺育的全过程。这个过程要占用你很多时间。这些时间将对你的生活、学习和工作产生较大影响。如果你预先有所计划，认为这一切都不会给你的生活带来太大的压力，你就不会为要一个孩子而顾虑重重。孕育这段时间，夫妇双方都要为未来的宝宝负起责任。关心宝宝的成长，不是从宝宝出生之后开始的，而是从怀孕之前便开始了。

剔除不必要的心理负担

一些年轻妇女对怀孕抱有担心心理，一是怕怀孕后影响自己优美的体型；二是难以忍受分娩时产生的疼痛；三是怕自己没有经验带不好孩子。

其实，这些顾虑都是没有必要的。事实证明，凡是在产前做孕妇体操、产后认真进行健美锻炼的年轻妇女，身体的素质和体型都很快地恢复了原状并有所增强。另外，分娩时所产生的疼痛也只是短暂的一阵，只要能够很好地按照要求去做，与医生密切配合，就能减少痛苦、平安分娩。

孩子是夫妻爱情的结晶，是夫妻共同生命的延续，为了夫妻间诚挚的爱，为了人类的不断繁衍，做妻子的应当有信心去承担孕育、生育的重担。有了强烈的责任感和坚定的信念，就一定能克服所遇到的一切困难，迎接小宝宝的诞生，从而体验到人类最美好的情感——母爱和父爱。

做一次全面的孕前检查

孕前检查是优生的基石。进行一次比较正规、全面的孕前检查，就有可能避免许多宝宝出生缺陷。特别是在取消婚检的今天，孕前检查更是必不可少。

孕前检查到底有多重要

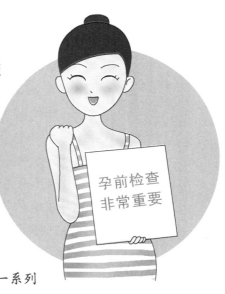

孕前检查
非常重要

张璐是上海一家外企的优秀员工，备受董事长的青睐。为了发展自己的事业，她一直都没要孩子。最近她荣升到了副总，觉得自己也该为小家庭打算一下了。于是，张璐决定和老公先去医院进行孕前咨询与检查。毕竟，健康的身体是孕育宝宝的基础。

去了医院，抽血、量血压，做了一系列的检查。过程难免有些烦琐，不过张璐心里觉得值，为了将来孩子的健康，再多麻烦也值得。待各项检测结果出来，医生告知张璐，她患有缺铁性贫血。而在怀孕后母体内铁的消耗量更大，若孕妇铁的供给量不足，势必会影响胎儿的发育。所以，医生建议张璐先治疗再怀孕。

以前张璐常常觉得身体疲乏、四肢无力，还以为是工作压力造成的，今天才知是贫血了。她真庆幸做了孕前检查，否则不但危害自己的健康，还会殃及将来的宝宝。

★ 她放弃了孕检

媛媛生活在北京，老公却常年在深圳上班。其实在自己怀孕前，媛媛知道准备怀孕时最好去做孕前检查，可是当她听说其中包括妇科检查时，就决定不去了，因为她特别抵触妇科用的那种窥阴器。

后来，媛媛怀孕了，十月怀胎，有苦有乐。她多希望能与宝宝尽快见面，体会做新妈妈的喜悦。然而，在怀孕期间，大意的媛媛竟然将常规的产前检查也忽略掉了。老公远在外地工作，也不曾提醒过她。

不料，在将要生产前入院检查，医生说媛媛患有乙肝，若这种病毒传染给宝宝，其便成为病毒携带者，今后患肝炎的概率便会增高。

听着医生说这番话，媛媛哭了起来，老公的脸上也写满了无尽的悔意，原本这些痛苦和麻烦可在孕前检查阶段避免掉的。不过，事情已经发生了，应该坚强地面对现实，用最有效的方法来挽救宝宝的健康。

很多人都有这样的想法：自己在单位每年都进行体检，身体很正常，还用得着再重复地做孕前检查吗？专家认为，一般的体检并不能代替孕前检查。因为，体检的项目，如肝功能、肾功能、血常规、尿常规、心电图等，都是最基本的身体检查，但孕前检查主要检测对象是生殖器官以及与之相关的免疫系统、遗传病史等。

孕前检查能帮助准备怀宝宝的夫妇在怀孕前发现异常、及时治疗和避免潜在问题，将身体和心理都调试到最佳状态，并在医生指导下有计划地怀孕，以减少宝宝出生缺陷，保证准妈妈平安度过孕期和顺利分娩。

哪些人最需要进行孕前检查

很多年轻夫妻，对孕前检查了解得很少。其实，在怀孕前做孕前检查，会有益于将来宝宝健康。那么，哪些人群必须要做孕前检查呢？

● 未做过婚检的。

● 夫妻双方或一方有遗传病史、有家族遗传病史、有慢性疾病、有传染病者。

● 女方年龄≥30岁。

● 有不良产史，如习惯性流产、死胎、死产、智力低下儿。

● 未接种过乙肝疫苗的夫妻。

● 夫妻双方工作生活中接触不良因素，如接触放射性物质、化学农药、有害环境等。

● 有不良生活习惯，如长期吸烟、酗酒、药物成瘾、偏食等。

● 饲养宠物的人。

备孕女性孕前检查项目

为了胎儿和孕妇的健康，备孕夫妻一定要进行孕前检查，女性的孕前检查项目主要包括生殖系统、肝功能、尿常规、血液和常见病检查。

生殖系统检查

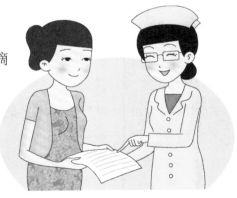

通过化验白带，确定是否有滴虫、霉菌和其他病原体的感染。行子宫颈脱落细胞学检查进行宫颈癌的筛查。通过B超检查，可以了解女性子宫和附件的情况，排除其他隐匿的妇科疾病。如果身体状况不佳，要尽早彻底治疗，否则，一旦怀孕，容易带来流产、早产的危险。

肝功能检查

孕前要进行肝功能的检查，发现异常者，要先行治疗，恢复正常后再考虑怀孕。

尿常规检查

通过尿常规检查可以了解和发现早期的肾脏疾病，这也是常规体检必检项目之一。

血液检查

血液检查项目包括血常规、血型。血常规可以了解身体状况，如有无疾病、感染、过敏等。化验血型的检查，了解自身血型是否为稀有血型和特殊抗体。

染色体检查

为了优生优育，有家族遗传病史的夫妻都应该进行遗传性疾病的染色体检查。

常见病检查

常见病检查，如高血压、糖尿病、过度肥胖，最好都进行相关检查，确保孕妈妈们能够轻松顺利地度过整个孕产期。

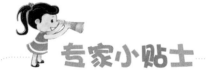

专家小贴士

针对女性而言，在体检当天清晨需禁食、禁奶制品；需要空腹，不要吃早饭，也不要喝水，因为有些检查项目需要空腹。早晨起床第一次排的尿液，收集少许，放入干净的小玻璃瓶中，备化验用。此外，女性孕前检查项目还应避开月经期。

备孕男性孕前检查项目

不少人把孕前检查看作是女方的"专利"，认为男方只要在准备怀孕期间戒烟戒酒即可，没有必要检查。事实并非如此，准备怀孕前男方也应做相关检查。主要检查项目包括：

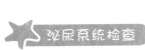 **精液检查**

男性孕前检查项目中最重要的就是精液检查。通过精液检查，可以获知精子活力、是否少精或弱精、精子畸形等，判断是否有前列腺炎等，并提出相应的建议和决定是否采用辅助生殖技术。

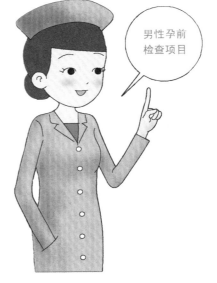

男性孕前
检查项目

泌尿系统检查

男性泌尿生殖系统的疾病对下一代的健康影响极大，因此这个隐私部位的检查必不可少。如果觉得自己的睾丸发育可能有问题，一定要先问一下父母，自己小时候是否患过腮腺炎，是否有过隐睾、睾丸外伤和手术、睾丸疼痛肿胀、鞘膜积液、斜疝、尿道流脓等情况，将这些信息提供给医生，并仔细咨询。

传染病检查

如果多年没有进行体检或者没做过婚检，那么肝炎、梅毒、艾滋病等传染病检查也是很必要的。

体格检查

孕前检查不光是依靠仪器设备进行，医生还会详细询问体检者的职业、生活环境、本人及家人以往的健康状况等，然后综合评估这些因素并提出相应的建议，比如在询问病史时，发现男方曾经患有腮腺炎，或在询问职业时，发现他长期接触化工产品，或在高温、高浓度辐射环境下工作，医生会有针对性地让他们做进一步检查。

高龄女性的孕前检查项目

不论是男人还是女人，生殖力都会随年龄增长而逐渐减低，女人最理想的生育年龄在24～29岁，跨入35岁高龄再选择怀孕，女性受孕概率降低，且自然流产率增加。因此，30岁以后准备当妈妈，最好能够做下面的检查：

● 遗传方面：可抽血检查染色体、血型、基因分析。

● 生殖器方面：可做B超了解子宫体、子宫颈、卵巢、输卵管的情况。

● 感染方面：须做白带和血液检查，以排除滴虫、霉菌、支原体、风疹病毒、巨细胞病毒感染。

● 内分泌方面：可抽血查甲状腺功能、血糖、性激素。

● 免疫方面：可抽血查抗精子抗体、抗卵磷脂抗体、抗子宫内膜抗体、狼疮因子等。

● 环境方面：可做微量元素检测或对有异味的环境进行检测。

孕前剔除牙病防患于未然

牙病不仅影响准妈妈的健康，严重的还会导致胎儿发育畸形，甚至流产或早产。为什么要提前6个月看牙？

因为孕期如果出现牙周和其他牙齿疾病，不管从治疗手段，还是用药方面，都会有很多禁忌。因此，在孕前应防患于未然。如果牙齿没有其他的问题，只需要在怀孕之前洁牙就可以了，也就是我们

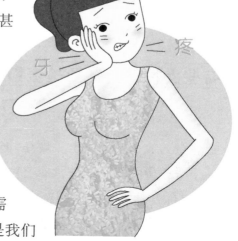

常说的洗牙。如果牙齿损坏严重，只剩下牙根或残缺不同的牙冠，虽然不痛，也应该在孕前拔除。另外，我们称之为智齿的第8颗牙，大部分人都无法全部萌出，牙齿周围容易积存食物残渣，也是影响健康的隐患，应该在孕前尽早拔除。

确定自己的理想体重

如果你想在怀孕时让自己的体重尽量达到理想状态，那么在你准备怀孕期间体重减少几斤（或者增加几斤，如果你太瘦）是最理想的。先确定自己是否应该减肥或者增肥，然后设计一个漂亮的饮食计划。选择低脂肪、高纤维食物。开始或者增加锻炼时间，每周达到减0.35～0.75公斤的目标，这是减肥的安全标准。迅速减肥会消耗身体内的营养储备，对怀孕不利。

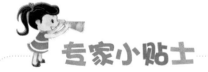

专家小贴士

在临床围产保健中，体重低于45千克或高于70千克都属于高危孕产妇，会增加怀孕期和分娩时的危险。因此，不在这个临床标准当中的备孕女性，要加强保健。

有些女性孕前需要检查卵子

生一个健康聪明的宝宝，卵子的质量非常重要，以前孕育新生命总把注意力放在"保"上，现在，未雨绸缪，提前对自己的卵子质量进行一个全方位的了解，非常有必要。妇产科专家表示，多年的临床经验发现，5种女性因为卵子问题而导致孕育困难，应及早评估加以重视。那么，哪些女性孕前要检查卵子呢？

有过人工流产经历者

人工流产后，妊娠突然中断，体内激素水平骤然下降，从而影响卵子的生存内环境，影响卵子的质量和活力，尤其是做过多次人工流产者，孕前更要检查卵子的质量状况。

习惯经期性生活者

经期性生活可刺激机体产生抗精子抗体，引发盆腔感染、子宫内膜异位等，降低卵子活力。

年龄超过35岁的女性

女人从出生开始，卵子就与其随身相伴，生活方式、环境、年龄都会影响卵子的质量。从女人的生理规律来说，生育能力最强是在25岁，30岁以后缓慢下降，35岁以后迅速下降。

有性传播疾病者

性传播疾病患者大多有盆腔炎，破坏女性输卵管功能，使卵子活力大为降低。

吸烟、喝酒、失眠、饮食无规律者

香烟的毒性可以直接作用于卵子，使你提早进入绝经期，长期吸烟更会伤害身体的整个激素系统，影响卵巢功能。喝酒、失眠、饮食无规律会给女性生殖健康带来严重的负面影响，导致卵子质量和受孕能力下降。

自我检测体内是否有毒素

根据测算，有些人体内累积的废物高达几千克之多，这势必对孩子产生不利的影响，对胎儿的危害可想而知。那么怎么知道自己身体里是否有毒素呢？让我们一起来看看吧！

便秘 排便时间间隔3天以上的女性，说明你可能患上了便秘。便秘可分为偶然性便秘和习惯性便秘。如果体内有毒，会影响脾胃的运行，从而造成肠道不通产生便秘。长期便秘，粪便未能及时排出，大量毒素在肠道里堆积，被人体重新吸收，会发生口臭、色斑和肠胃不适等症状，造成抵抗力下降。

肥胖 肥胖是指体重超过标准体重的20%。肥胖是营养过剩的一种疾病。如果你长期喜欢食用高脂肪、高热量的食物，体内就会滋生毒素，引起机体失衡，造成肥胖。

痤疮 痤疮是皮脂腺和毛囊的慢性炎症皮肤病。毒素在细菌的作用下产生各种有毒物质，这些毒物会随着血液的流通而遍及全身，当排出受阻碍时，毒素就会通过皮肤向外渗出，使皮肤变得粗糙。

口臭 口臭多由胃、脾、肺积热或消化不良引起，积热长期淤积在人体内部无法排出，就会变成毒素。某些口腔疾病也会引起口臭。

黄褐斑 慢性酒精中毒、长期口服避孕药、肿瘤、肝脏疾病、内分泌失调等，都是引起黄褐斑症状的原因。

皮肤瘙痒　人体最大的排毒器官就是皮肤。皮肤上拥有的皮脂腺和汗腺可以通过出汗等方式，将体内其他器官无法排出的毒素排出。内分泌失调、精神紧张和生活不规律等会让皮肤排毒功能减弱。

湿疹　一般是由消化系统疾病、精神紧张、肠胃功能失调、环境中众多的化学和物理物质刺激而引起的皮肤病。湿疹也是新陈代谢过程中废物无法及时排出体外、堆积在体内造成的。

　　备孕妈妈应该注意自己的身体是否出现了以上的现象，如果出现了，那么一定要及时排毒，以防给宝宝带来危害。

建立有利于怀孕的生活方式

在准备怀孕前，夫妻双方需要重新梳理自己的生活方式，检查哪些生活方式会给将来的妊娠带来不利影响，以矫正不良的生活习惯，建立适合怀孕的生活方式，这对未来的妊娠起着关键的作用。

尽量避免和宠物近距离接触

现在很多年轻人都喜欢驯养小动物，以此来丰富自己的感情生活，尤其是以养狗和养猫居多，这些可爱的小动物能缓解工作带来的压力，从而促进身心的健康。可以说，宠物已经成为他们生活的伴侣。但对于那些准备怀孕的女性来说，最好远离宠物，以免感染弓形虫病。

弓形虫病是一种寄生虫疾病，可以通过宠物进行传染。弓形虫可通过母体的血液、胎盘、子宫、羊水、阴道等多种途径，使胚胎或胎儿感染，引起流产、死胎或严重的脑、眼等部位疾患。所以怀孕前最好与自己的宠物做一个短暂的告别。

可是，很多人对自己的宠物已经有了"深厚的感情"。那么，一定要

远离宠物

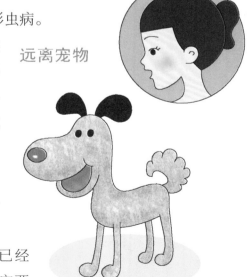

在怀孕前为自己和宠物做一个检查，如果体内抗弓形虫抗体为阳性，那么备孕妈妈就可以把它们留在家里，需要注意的是，应该至少每月带宠物去医院检查一次，以确保百分之百安全。

孕前"修长城"越少越好

"修长城"是对国人玩麻将的一种戏称，也是非常受欢迎的一种娱乐活动。但是对于准备怀孕的人来说，玩麻将还是越少越好。

● 玩麻将会保持不变的坐姿，时间过久，会使颈椎韧带和附近肌肉处于不平衡的紧张状态，很容易得颈椎病、痤疮等疾病。

● 由于静坐不动，腿部压迫微循环使循环受阻，易引起下肢麻木。

● 到户外参加运动的时间少，久之，就会导致消化不良、便秘，甚至溃疡病。

● 久玩麻将还会影响休息，妨碍睡眠，扰乱了饮食起居规律，久而久之还会患"麻将综合征"。

● 用麻将赌博时精神高度紧张，赢时兴奋强烈，输时沮丧失望，长时间会引起神经系统和心血管系统疾病等，对备孕妈妈的身心极其不利。

夫妻双方都要戒烟戒酒

男性吸烟不仅使自己身体受害，而且严重地影响精子的活力，使畸形精子增多。女性吸烟不仅影响自身健康，也会影响卵子的健康发育，甚至导致卵子的异常。胎儿经母血吸收尼古丁并蓄积于肝脏中，埋下了肝癌的隐患。

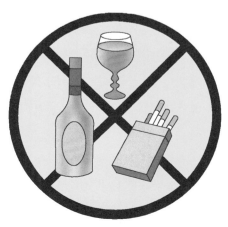

饮酒会造成子女智力低下，夫妻双方或一方经常饮酒，不仅影响精子或卵子的发育、造成精子或卵子的畸形，而且影响受精卵的顺利着床与胚胎发育、出现流产，特别是由于女性对酒精的耐受性较低。

因此，不管是男性还是女性，在计划怀孕前至少半年内务必戒烟戒酒，为健康受孕做好准备。

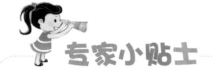

专家小贴士

有一项研究指出，每日吸烟30支的男子，畸形精子可超过20%，备孕爸爸吸烟可导致新生儿畸形，吸烟越多，其比例越高。

谨慎使用家用清洁剂

近几十年来，洗衣粉、洗洁精、消毒剂、漂白剂、沐浴液、空气清洁剂、洁厕灵、卫生间清洁剂、杀虫剂等，千百种家庭清洁用品陆续走进千家万户。因传统模式的沿袭，在普通家庭中，妇女操持家务的机会比男性多，每天的衣物洗涤、锅碗的洗刷和消毒、室内的驱虫和除秽等家务，多数女性总视其为己任，一手包揽下来。殊不知，她们的肌肤和身心健康有可能正遭受这些化学用品潜移默化的侵害。对于准备怀孕的女性来说，尤其要谨慎使用家用清洁剂。

清洁剂中的烃类物质，可导致女性卵巢丧失功能；烷基磺酸盐等化学成分可通过皮肤

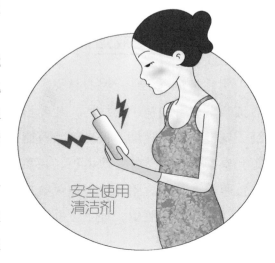

安全使用清洁剂

黏膜吸收。若女性经常使用，可致卵细胞变性、卵子死亡。科学家在研究不孕症过程中，发现不少女性的不孕与长期使用洗涤剂关系密切。在怀孕早期，洗涤剂中的某些化学物质还存在导致胎儿畸形的危险。

家用清洁剂还可导致人的皮肤受损，如洗衣粉、洗涤剂、杀虫剂、洁厕灵等家庭用清洁化学品含有碱、发泡剂、脂肪酸、蛋白酶等有机物，其中的酸性物质能从皮肤组织中吸出水分，使蛋白凝固；而碱性物质除吸出水分外，还能使组织蛋白变性并破坏细胞膜，其损害比酸性物质更加严重。洗涤用品中所含的阳离子、阴离子表面活性剂，能除去皮肤表面的油性保护层，进而腐蚀皮肤，对皮肤的伤害也很大。常使用洗涤剂还可导致面部出现"蝴蝶形色素沉着"（即蝴蝶斑）。

家用清洁剂还可以使人的免疫功能下降，各种清洁剂中的化学物质都可能导致人体发生过敏性反应。一些漂白剂、洗涤剂、清洁剂中所含的荧光剂、增白剂成分，侵入人体后，不像一般化学成分那样容易被分解，而是在人体内蓄积，大大削减人体免疫力。

鉴于家用清洁剂对女性健康危害甚多，备孕女性应对层出不穷的新型清洁用品保持警惕，注意自我保护，平时应尽量减少接触化学品的机会。使用清洁用品时，应采取相应的保护措施，如戴上橡胶手套用洗衣粉洗衣物；身体接触了化学品，要多用清水冲洗干净；居室多开窗通风等。若在使用清洁用品时出现头晕、过敏等不良反应，应及时就医。

孕前应打造舒适的居住环境

孕前做好保健工作很重要，其中有一个好的居住环境也是很有必要的。这不但有利于备孕爸爸妈妈的身心健康，同时对不久后胎儿的健康发育也起着积极的作用。这里特别要提到的是现代人越来越注重的房屋装修问题：为了住得舒心舒适，绝大多数人在入住新居前要进行精心装修，但住得舒心却不一定住得健康，尤其是准备怀孕的年轻夫妇，装修前一定要三思而行。

家装带来的污染对优生是一个很大的威胁。据了解，家居污染的有害物来源主要是装修材料和家具，有害物质主要是由涂料、家具释放出来的甲醛、苯、氨气、氡气所致的化学污染，另外是由装修材料释放出来的电磁辐射等造成的物理因素的污染。而且新装修的房屋中湿度较大，易使有害物质和粉尘微粒滞留于室内，这样会增加胎宝宝的畸形率。

因此，凡是准备怀宝宝的夫妻，不宜住新装修的房子，更不能住用劣质材料装修的房子。

另外还要注意屋子里空气的流通，尽量少用空调，保持适当的温度和湿度。经常开窗换气，让新鲜空气不断流入，同时让室内的二氧化碳及时排出，减少空气中病原微生物的滋生。

学会提高睡眠质量

睡眠是人缓解疲劳、恢复体力的最主要途径，也是孕前重要的养生之道。

 判断睡眠是否充足的方法

——如果你5分钟内入睡，说明你睡眠欠缺，应马上延长睡觉的时间。

——如果你5～10分钟内入睡，以后应该适当延长睡眠时间。

——如果你10～15分钟内入睡，说明情况良好。

——如果你15分钟以后才能入睡，说明你的睡眠已经相当充足！

（当然，如果你失眠的话另当别论）

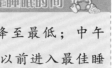

最佳睡眠时间

现代研究发现，夜间0~4时，机体各器官功能降至最低；中午12~13时，是人体交感神经最疲劳的时间。因此，0时以前进入最佳睡眠状态，最能养阴，睡眠效果最好，可以起到事半功倍的作用。而午睡只需在中午休息30分钟到1个小时即可。

选择适宜睡眠的床

通常的说法是硬板床有利于健康。事实并非如此，睡硬板床不一定健康，床垫太硬，让人感觉不舒服。当然，床过于软，对于人的身体健康也有很多害处。最适宜人睡觉的床，是硬板床上铺一个软硬适中的床垫。

选择正确的睡姿

从医学的角度说，右侧卧最好。如果仰卧，身体是伸直的，全身肌肉不能得到放松，加上舌根容易压住咽部而引起打鼾。俯卧，胸部和腹部受到压迫，会影响心肺的功能。而侧卧尤其是右侧卧，可避免心脏受到压迫。

选好枕头助你入睡

一般来说，枕头高度以9厘米（平肩）为宜，具体尺寸还要因每个人的生理弧度而定；枕头的硬度要适中，一般荞麦皮、谷糠、蒲棒枕都是比较好的选择；枕芯要有柔软感和较好的弹性、透气性、防潮性、吸湿性等。

提前停服口服避孕药

对于长期服用避孕药的女性来说，如果你发现上个月还在口服避孕药，这个月已经怀孕了，那么妇科医生会建议你最好尽快停止妊娠。一般来说，停服避孕药6个月后怀孕才好。这是因为口服避孕药的主要成分是激素，其作用比天然性激素强若干倍，而且口服避孕药的吸收代谢时间较长，6个月后才能完全排出体外。停药后的6个月内，尽管体内药物浓度已不能产生避孕作用，但对胎儿仍有不良影响。如果停了避孕药就怀孕，将会造成小宝宝的某些缺陷。

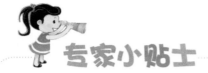

专家小贴士

　　对于口服"毓婷"等紧急避孕药的女性来说，如当月服用但无月经来潮而发现怀孕者，不必惊慌，更不要轻易去医院做人工流产术。大量循证医学证据表明，目前无充足证据证实紧急避孕药可以导致胎儿畸形，也就是说，即使发现口服紧急避孕药后怀孕也可以继续妊娠，孕期进行常规的胎儿畸形筛查即可。

养成有利于怀孕的工作习惯

都市中的白领备孕妈妈工作繁忙、压力很大，在努力工作的时候，千万别忘了爱惜自己的身体，尤其要注意工作中可能出现的一些损害身体的不良习惯，养成有利于怀孕的工作习惯。

远离接触电磁辐射的工作

现如今，电磁辐射已成为第三大环境污染源，育龄男女要把防护辐射提到半年前，备孕妈妈最好远离电脑等辐射源。

★ 暂且"冷落"一下电脑

电脑显示器所产生的电磁辐射，会引起人的眼球疼痛、疲劳等症状；电脑背面与两侧所产生的电磁波比正面还要强，更不能接近。因此，备孕妈妈请暂时"冷落"一下电脑为好。

★ 不要长时间待在空调房

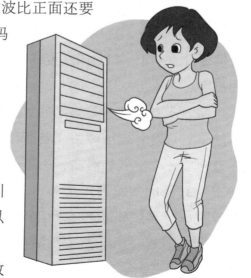

若你在全封闭的开着空调的办公楼里工作，这可不是一件美差，特别对备孕妈妈来说，容易引起头昏缺氧、心情烦躁等。你可以每隔两三个小时抽空走到户外去，呼吸一下新鲜空气，这样不仅能放

松心情，还能促进血液循环，有助于消除疲劳。

⭐ **减少与复印机打交道**

复印机启动时，会释放出一些有毒的气体，危害健康。此外，在复印的过程中会电离空气，产生臭氧，这是复印机主要的污染。吸入过多的臭氧，就会降低免疫力。因此，备孕妈妈应少与复印机打交道，需要使用时，距离复印机最好在30厘米以上，平时要多吃一些富含维生素E的食物。

⭐ **减少接电话的次数**

电话机易传播感冒病菌和肠道病菌，备孕妈妈最好能配一个专用的电话机。若条件不许可，备孕妈妈就不要太勤快了，把接、打电话的机会尽量让给同事。当然，如果一定要用，也有办法，就是经常用酒精擦拭听筒和键盘进行消毒。

空气干燥是"慢性杀手"

在寒风凛冽的冬季，各种各样的取暖设备层出不穷。在解决了"温度"的同时，我们也切实感觉到了另外一种不适：干燥。由于办公室供暖设施良好，但封闭性较强，所以备孕妈妈每天都要忍受"干燥"的折磨。

空气干燥会使备孕妈妈的皮肤变得粗糙。因此，不妨在办公室内悬挂一只湿度计，随时关注温度和湿度变化，以便"补水"。也可以在室内放一个空气加湿器，一般来说，20～30平方米的房间，宜选用功率为35瓦的加湿器。另外，还可以在办公桌上放个"活氧吧"，如养几株绿萝、富贵竹、秋海棠等植物。这样不但能增加局部环境的湿度，形成一个天然"活氧吧"，在增加空气湿度的同时，还能减少皮肤干燥。

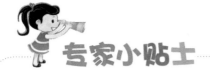

办公室内最好不要铺地毯，不但容易滋生细菌，还具有吸湿的特性，会使室内更加干燥。

纠正跷二郎腿的习惯

在日常生活中，爱跷二郎腿的人很多，许多人落座后就会跷起二郎腿，特别是一些职业女性，认为跷二郎腿是比较优雅的姿态，其实给健康埋下了隐患。因为长时间跷二郎腿的后果是骨盆、腰椎和脊椎偏位，不但会引发腰痛、下背痛、椎间盘突出，还有可能变成长短腿，导致胯骨变大和变形。

还有一点很关键，跷二郎腿时如果正好穿裙子，那就很容易"走光"。为了健康和文雅，这腿还是不跷为好。此外，工作一段时间要起身活动活动腰部和腿部，不要因为长时间采用一种姿势而损伤了身体。

记得别把工作带回家

很多人之所以把工作带回家中做，是因为担心自己的工作无法按期完成，所以宁可动用自己的私人时间为老板无偿打工。当然，这不是要你把工作留在办公室的理由。工作和生活混在一起，给人的感觉最累。下了班还在家工作，不仅占用了属于你的调整身心的时间，而且还会影响你的睡眠质量。头脑里全是工作在转，备孕夫妻还能睡得香吗？因此，建议备孕夫妻尽量不要将工作带回家中做。如果是迫不得已，每周加班工作也不能超过两个晚上。

远离医务污染和化工物质

如果你是医生或是护士，在孕前更要注意，在医院工作时都在临床的第一线直接与患者接触，就可能会在传染病流行期间因接触患者而被传染，病毒对宝宝的发育有着很大的影响，可能会导致各种各样的先天畸形。所以，在孕前有条件的话可以适当调离工作岗位，如果不能调离，就必须要做好预防工作，严防病毒危害。

如果你在化工厂工作，工作环境中存在一些有害的化学物质，这些有害化学物质可能会造成宝宝的畸形或流产。所以，在孕前最好避免这种工作环境，如果你确实无法避开这些有害物质，那就应该严格遵守安全操作规程，穿好防护服，戴好隔离帽和口罩，避免粉尘的吸入和皮肤的接触。

妻子应暂离一些工作岗位

随着社会的不断发展，越来越多的女性加入到各行各业的工作中成为职业女性。有部分妇女工作环境中含有较高浓度的化学物质，影响女性的生殖功能，进而影响胎儿的健康发育。所以，这些女性计划怀孕，最好暂时调离工作岗位。注意，某些对人体有害的物质在人体的残留期可长达1年以上，因此备孕妈妈即使离开岗位，也不宜马上受孕，否则易致畸胎。

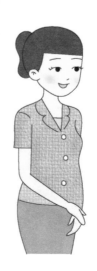
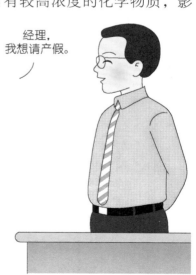

经理，我想请产假。

必须调离工作岗位的人员如下表所示：

工　种	人　群	负面影响
某些特殊工种	经常接触铅、镉、汞等金属，或二硫化碳、二甲苯、苯、汽油等有机物及氯乙烯的人员	增加妊娠妇女流产和死胎的可能性，其中甲基汞可致畸胎，铅可引起婴儿智力低下；二硫化碳、二甲苯、苯、汽油等有机物，可使流产率增高；氯乙烯可使婴儿患先天痴呆率增高
高温作业、震动作业和噪声过大的工种	工作环境温度过高，或震动剧烈，或噪声过大的人员	可对胎儿的生长发育造成不良影响
接触电离辐射的工种	接触工业生产放射性物质，从事电离辐射研究、电视机生产以及医疗部门的放射线工作的人员	电离辐射对胎儿来说是看不见的"杀手"，可严重损害胎儿，甚至会造成畸胎、先天愚型的死胎
医务工作者	经常与各种病毒感染（主要是风疹病毒、流感病毒、巨细胞病毒等）的患者密切接触者	这些病毒（主要是风疹病毒、流感病毒、巨细胞病毒等）会对胎儿造成严重危害

提前驱逐影响怀孕的常见病

有些女性打算怀孕时，自己却有这样或那样的疾病，身体有了这些问题还可不可以怀孕？应该怎么办呢？孕前需要驱逐哪些影响怀孕的常见病呢？下面来说说吧。

宫颈糜烂，易造成经久不孕或孕后流产

宫颈糜烂，这种被称为"红颜杀手"的妇科疾病，以其发病率高、隐匿性强的特点，正悄悄地在女性朋友中蔓延，危害女性健康。

不良影响

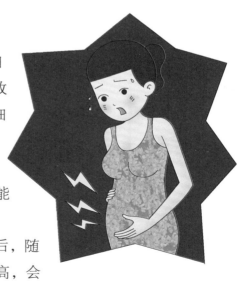

● 容易造成经久不孕。炎症细胞的侵蚀会使宫颈黏液发生明显改变，变得黏稠并含有较多炎性细胞，导致精子活力降低。精子在通过宫颈时，容易被吞噬细胞吞噬或被细菌毒素所破坏，导致生育能力下降。

● 怀孕后容易诱发流产。怀孕后，随着体内雌激素和孕激素水平不断增高，会使宫颈糜烂明显加重，造成阴道出血。尽管不直接影响胎儿发育，但未能及时治疗致使孕妇的抵抗力降低，引起生殖器官感染，导致胎膜早破，羊水流失，诱发流产。

在准备怀孕前应积极治疗疾病，中重度宫颈糜烂的女性最好在宫颈病变好转后再怀孕，这样不仅有利于受孕，而且也有利于分娩。如果是轻度宫颈糜烂，可以采取局部用药治疗。除了月经期外，每晚睡前将栓剂从阴道口送入阴道顶部，连用10天为1个疗程，需要治疗3～4个疗程才可见到效果。用药应该在医生指导下进行，以免引起不良后果。

阴道炎，容易导致不孕或孕后细菌感染

阴道是排出月经和娩出胎儿的通道，也是夫妻维系感情的渠道之一。阴道的"小气"是出了名的，如果你怠慢了它，就很有可能让你患上"难言之隐"——妇科病，阴道炎就是其中一种，尤其是滴虫性阴道炎，近年来的发病率更是在逐渐提高。

● 如果是滴虫性阴道炎，滴虫会吞噬精子，妨碍有利于精子在阴道存活的乳酸产生。大量分泌物还会使精子活动受限，导致不孕。

● 滴虫性阴道炎在孕前未治愈，孕期往往会继发其他细菌的感染，若感染蔓延到宫腔，可以引起宫腔感染。在孕早期容易引起流产、胎儿畸形；在孕中期容易造成胎膜早破、胎盘早剥，同时通过胎盘直接引发胎儿感染。

孕前应积极治疗阴道炎，对于滴虫性阴道炎必须采取全身用药，否则不易彻底消灭滴虫、根治疾病。在治疗后滴虫检查为阴性时，仍要在每次月经后进行白带常规复查。经过3次检查均为阴性时方可称为治

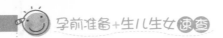

愈。对于真菌性阴道炎，应治疗至阴道分泌物真菌检查阴性，然后再巩固3个疗程，以防复发。

盆腔炎，容易造成输卵管粘连

盆腔炎是育龄女性的常见病和多发病，表现为子宫内膜炎、输卵管炎、输卵管积脓、卵巢炎等多种疾病。

不良影响

如果孕前存在慢性盆腔炎，长期不愈容易造成输卵管粘连，形成狭小甚至闭塞等变形，这样就不能使精子或受精卵顺利到达子宫腔着床。卵巢功能受到损害后，容易发生月经失调，这些都是导致不孕的重要因素。

防治措施

由于慢性盆腔炎症状平时不是十分明显，所以容易被很多女性忽视。孕前最好先去做一下妇科检查，观察盆腔有无慢性炎症。如果存在慢性炎症，就应在孕前积极进行治疗。

慢性盆腔炎容易反复发作、久治不愈，使很多女性对治疗感到灰心。其实，只要注意加强营养和锻炼身体，提高身体的免疫力，同时配合医生进行药物和物理治疗，病情会得到很大改善。此外，生活中应注意卫生，避免生殖器官发生感染。

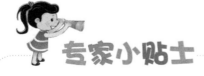

经期、人流后及上环、取环等妇科手术后阴道有流血，一定要禁止房事，禁止游泳、盆浴、洗桑拿浴，要勤换卫生巾。此时机体抵抗力下降，致病菌易乘机而入、造成感染。

便秘，易导致输卵管功能受损

便秘是我们日常生活中最常见的疾病之一，也是当今大多数女性的"难解"问题。

⭐ **不良影响**

长期慢性便秘，会造成粪便在肠道内长时间大量堆积，使粪便中的各种病菌通过毛细血管、淋巴管侵入到左侧的输卵管和卵巢，引起炎症，导致输卵管功能受损，造成不孕或异位妊娠。

⭐ **防治措施**

建议准备怀宝宝的女性，在孕前一定要先解决便秘的问题，要养成良好的生活习惯，并在饮食上注意以下几点：

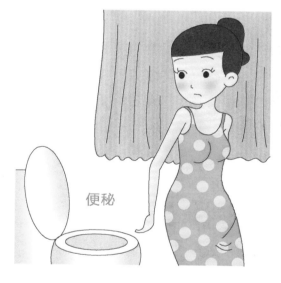

便秘

● 三餐饮食正常。早餐一定要吃，避免空腹，并多吃含纤维素多的食物，如糙米、麦芽、全麦面包、牛奶，还有新鲜蔬菜、新鲜水果，尽量少吃辛辣刺激性食品，少喝碳酸饮料。

● 多吃蔬果。多吃含维生素的食物，如新鲜水果、蔬菜、豆类以及脱水水果（葡萄干、梅干、杏干、无花果）等，以防止便秘。倘若平时很少吃含纤维素的食物，则要逐渐增加这类高纤维食物，否则胃难以适应。亦可将每天的纤维摄取量分散在所吃的每餐上。

● 早上喝一杯水。如果体内水分补充不足，便秘就会加重，所以便秘女性每天早饭前多喝温开水，可以温润肠胃，使消化液得到充分的分泌，刺激肠胃蠕动，以利于定时排便，防止痔疮和便秘，使血液稀释、血管扩张，从而加快血液循环，补充细胞夜间丢失的水分。

Part 3

备孕第2阶段：孕前150～120天

孕前150～120天，备孕要坚持执行，在生活方式上纠正偏食挑食的习惯，以及不吃早餐的习惯，减肥不可过度，在饮食上夫妻要有所忌口，不盲目进补，学会用食物清除体内蓄积的毒素。此外，备孕夫妻还要建立有利于怀孕的运动方式。只有做好充分的孕前准备，才能将优生优育战略按计划进行。

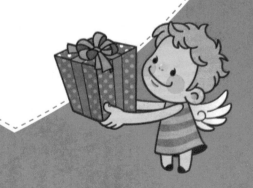

建立有利于怀孕的生活方式

孕前各种准备中最重要的一项就是调整生活方式，使之符合自然的生活规律，让身体达到最佳状态。建立良好的生活方式，对将来孕妇和胎儿的发育都是大有好处的。

纠正偏食挑食的不良习惯

不良的饮食习惯对生育宝宝存在致命的影响。从孕前就培养健康的饮食习惯和生活方式，会帮助你得到一个健康、聪明、可爱的宝宝。

在日常生活中，最常见的现象就是偏食挑食，有些男女平时就有偏食的不良饮食习惯，遇到自己喜欢吃的食物就大吃一顿，遇到不喜欢吃的食物却一口也不尝。其实，这种做法是不科学的。如果长期存在这种情况，就会导致不同程度的营养失衡，而营养失衡有可能会引起不孕。即使怀孕，这种情况得不到纠正，也会影响胎宝宝的生长发育。

对于女性来说，有些人为了保持身材，不吃含有脂肪的食物，只吃蔬菜和水果，长期也会导致营养不良，会影响卵子的活动能力，严重的还可能导致不孕。

精子的产生与饮食密切相关，如果男性有偏食习惯，体内容易缺乏锌、硒。国外研究发现，男性体内缺乏锌、硒等微量元素，对正常受孕也会有一定的影响。锌具有影响脑垂体分泌促进性腺激素、促进性腺发育及维持正常功能的作用，还可以提高精子的活动力，能够防止精子过早地解体，有利于与卵子结合，形成正常的受精卵；硒也是一种微量元素，一旦缺乏，对精子的生成及活力也会产生较大的影响。锌元素主要存在于海产品、动物内脏中，其他食物里含锌量很少，因此孕前男性要多吃一些海鱼、海虾、猪肝等。

如上所述，孕前夫妻一定要调整偏食挑食的不良饮食习惯，做到饮食营养均衡，有目的地调整饮食，在平时多储存一些自身体内含量低的营养素。

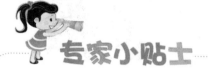

专家建议，孕前夫妻双方每天应摄入畜禽鱼肉150～200克、鸡蛋1～2枚、豆制品50～150克、蔬菜500克、水果100～150克、主食400～600克、食用油40～50毫升、干果类食物20～50克、牛奶500毫升。

改掉不吃早餐的坏习惯

如今，许多人都在忙，尤其是年轻人。忙什么呢？追梦！用上班族的话说就是要实现自己的人生价值，证明自己的能力。但一个简单的事实是：忙碌在填充生活的同时，也挤兑了人们的健康。试看那些上班族、夜猫族、开车族、慵懒族、减肥族，有几个能正常地吃顿早餐？即使有一部分人有早餐意识，多数也是在公交车进站的时候还在倒那最后几滴牛奶，抑或是把头埋在塑料袋里狠吃那几口烧饼或包子。殊不知，长期不吃早餐，对身体的危害极大。对于准备怀宝宝的夫妻来说，一定要改掉不吃早餐的坏习惯。

营养专家告诉我们，长期不吃早餐，人的脾胃就会受到伤害。经过一夜的睡眠，人体内储存的葡萄糖已消耗殆尽，这时最需要补充能量与营养。如果夜间分泌的胃酸没有食物去中和，多余的胃酸就会刺激胃部的黏膜，导致胃部不适。久而久之，会引发胃部炎症以及溃疡；此外，夜间分泌的胆汁积聚在胆囊中，而早上不进食，会造成胆汁浓缩，胆固醇结晶析出，长此以往容易诱发胆结石。同时，不吃早餐，就不能及时弥补机体在夜间消耗的水分和营养物质，容易造成血液黏度增加，不利于将废物排出体外，还会增加罹患脑卒中、心肌梗死的风险。这显然对孕育是不利的。

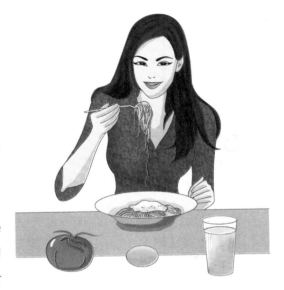

要知道，人体对全天的热量和营养素需求，早餐提供的热量应在30%左右。由于饮食结构、居住环境以及工作环境等多种因素的影响，人们的早餐达标率离此标准相去甚远。其结果可想而知，经常不吃早餐的人，大多是什么病也查不出来，但总是感觉身体困倦，提不起精神，常常感到胃部不适、心神不宁、注意力分散。在分工日益细密的今天，人们忽视的不仅是健康，还有生命，这无异于在高速路上疲劳驾驶，不仅是在透支健康，更是在借高利贷买口粮。这或许有些危言耸听，但实际上很多人都循环在与健康做交易的轨道上，做着拿健康换钱、又拿钱买健康的游戏。

如何才能脱离这种健康陷阱呢？说起来，还得在生活习惯上下功夫，你需要做的就是合理安排时间，早睡早起，从时间上先给早餐予以合理保证。在此基础上，再根据营养均衡等原则，好好善待自己就可以了。对于一向不习惯吃早餐的人，恐怕无法马上适应而冲进厨房去为自己准备丰盛的早餐，那么就从煎饼加乳酪、牛奶、香蕉之类简单的早餐开始。等养成吃早餐的习惯之后，再慢慢开始设计属于你自己的营养均衡的早餐。

孕前储备营养不可盲目进补

很多女性在准备怀孕前，喜欢吃一些保健品、补品，以养好身子有利受孕，却有不少人因此埋下不孕的祸根。

小霞和丈夫两年前就开始规划怀宝宝。公公和婆婆非常支持他们要孩子，于是三天两头就炖补汤给小两口进补。然而，两年过去了，小霞肚子没有动静，身体却变得越来越富态，脸上二度发育长起小痘痘，月经也不正常。着急的小霞和丈夫到医院检查，丈夫没有问题，小霞的检查报告单却显示：体内雄激素过高，黄体生成素偏高；B超检查发现卵巢呈多囊泡改变；腹腔镜检查见到双侧卵巢增大，包膜下见许多大小不等的囊性卵泡，最后诊断为：多囊卵巢综合征。

多囊卵巢综合征就是小霞婚后两年不孕的原因。医生指出，她患上多囊卵巢综合征与大量进补导致体内激素失衡有关。

此外，体重过低可能影响胎儿发育和产后泌乳，并且不耐受分娩所带来的体力消耗，导致分娩不利。因此，应加强营养，尤其是含优质蛋白和脂肪的食物，使体重接近正常水平后再受孕。而体重过高也不利于分娩，体重超重或肥胖的妇女也成为妊娠、分娩的不利因素，并成为妊娠、分娩等的危险因素。

因此，孕前补充营养也要因人而异，盲目进补是不可取的。身体瘦弱、贫血的女性可以多补充些营养，以便增强体质。如果原来就比较胖，这个时候就应该注意避免体重增加过快、营养过剩了。

通常情况下，孕前女性只要正常吃饭，不挑食、不偏食，注意菜肴品种多样，就能保持营养均衡。多吃新鲜水果蔬菜，适量吃一些高蛋白的肉类、蛋类、奶类等，但不能过量。应以高蛋白类食物为辅，新鲜蔬菜为主，并在主食中加入五谷杂粮。遵守这个原则就能够满足营养需求，足够孕育宝宝的身体需要了。

女性孕前不可盲目节食减肥

有些爱美的女性担心怀孕期间体重过度增加而影响体形，故于孕前开始节食减肥，更有甚者会口服降脂药物，这是极为错误的。节食会造成短暂的维生素和矿物质缺乏，减少母体营养素的储备，如果营养不足，就会使卵子的活力下降或月经不正常，导致难以受孕。

孕前营养不足还会影响孕初刚形成的胚胎发育，孕初正是心、肝、肾、肠、胃等重要器官分化时期，脑也在快速发育，必须从母体获得各种充足的营养，而这些营养需要母体在孕前就进行储备，否则胎儿的早期发育会受到影响，如低体重儿概率增大或发育畸形。

另外，孕前营养不足还会影响乳房发育，造成产后泌乳不足，影响母乳喂养。

因此，女性在孕前不可盲目节食减肥，而应该在合理安排饮食的基础上，做到饮食健康、科学。在膳食营养素平衡的基础上减少每日摄入的总热量，原则是低能量、低脂肪，宜适量摄入富含优质蛋白的食物，如鱼、鸡蛋、豆制品、鸡肉、牛奶等，宜减少脂肪的摄入，如少吃肥肉、动物内脏、蛋黄、坚果、食用油等。

每餐不宜过饱，七八分即可。忌暴饮暴食，宜细嚼慢咽，延长进食时间，特别挑选低脂食品，用小餐具进食，增加满足感。按进食计划把每餐食品计划好，可少食多餐完成每日计划，以减少饥饿感，妊娠后不宜再减肥。

不要盲目使用阴部护理液

大多数女性都有用护理液清洗阴部的习惯，认为这样才能很好地预防滋生病菌进入阴道，是一种良好的卫生习惯。其实，这种想法及做法是不正确的，尤其是对于准备怀孕的女性来说，常用护理液会适得其反。

通常情况下，女性阴道内有一些正常菌群，它起到保护女性外生殖器官的作用，这也是女性本能的自洁作用。这种自洁作用，是女性与生俱来的自然防御功能。如果女性经常自选护理液清洗阴道，就会人为地破坏阴道酸碱度（pH值），破坏阴道内微生态环境，加快病菌繁殖生长，导致疾病发生。严重的还会造成女性不孕或不育。

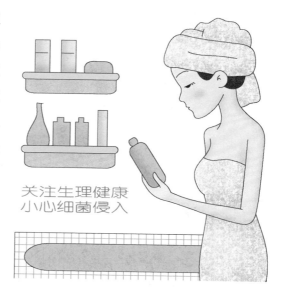

关注生理健康
小心细菌侵入

据《美国公共卫生杂志》报道，用阴道冲洗液的妇女比不用阴道冲洗液的妇女盆腔感染风险率增高了73%。这是由于冲洗液破坏了阴道的自洁功能，导致病原菌乘虚而入，沿宫颈上行至子宫和输卵管，引发盆腔感染，降低生育率。美国学者观察848位已婚妇女发现，用阴道冲洗液冲洗阴道的妇女，预期妊娠每月降低了30%，年轻者较年长者降低更明显。其原因可能是阴道的酸碱度和微生态环境发生改变，病原菌繁殖生长，导致某种疾病的发生，最终导致不孕。

当然，患有各种妇科疾病的患者出于治疗目的，在医生指导下选用治疗冲洗液是必要的，但也绝不能长期使用。因此，选择适合自己的护理液很有必要。女性护理液大体分为两类：一类是治疗型药物洗剂，一类是普通保健用的外阴洗液。药物洗剂是给有炎症的女性使用的，卫生许可证是"消"和"药"字号。因为是药物，它不可避免地含有一些抗生素成分。因此，其强杀菌成分会将有益菌和有害菌一同消灭，使弱酸环境发生变化，破坏阴道的自洁作用。另一类即外阴用的保健洗液，一般是"妆"字号，供健康女性清洁使用，其酸碱度（pH值）接近阴道的弱酸环境。如果你正处于亚健康状态，可选择有医学保障的弱酸性护理液来加强自身的防御能力。

对于准备怀孕的女性来说，应尽量少用或不用阴部清洗液，也不要进行阴道内清洗，否则会带来麻烦。每天用温水淋浴冲洗是最好的方式，如果无淋浴条件用盆洗时，必须专盆专用。而且，清洗阴部前应先洗净双手，然后从前向后清洗外阴，再洗大、小阴唇，最后洗肛门周围及肛门。

男性要注意清洗"卫生死角"

日常生活中，许多男性没有每天清洗会阴部的良好习惯。然而，男性的会阴部是外生殖器和肛门的连接部位，这里皮肤皱褶多，伸缩性大，皮肤柔嫩易损伤，汗腺丰富且分泌旺盛，经常受到大小便、汗液、精液的浸渍；同时每天还得与沾有8万～10万个细菌的手接触。因而形成了细菌、病毒、脱落细胞、污垢的聚集地，也常常成为男性的"卫生死角"。

男性如果不经常清洗会阴部，会使会阴部皮肤皱褶处有粪便黏附，这就有可能通过肛门、手、口的途径传播各种疾病，如蛲虫、蛔虫、痢疾、肝炎等。一旦身体抵抗力下降，病菌就会乘虚而入，发生皮炎、湿疹、股癣、包皮炎等。细菌还可能从尿道口进入尿道，引起泌尿系统感染。夫妻进行性生活时也容易把细菌带入女方生殖道、泌尿道，从而有可能使女方发生生殖道炎症或泌尿系统感染。

而且，正常男性的阴茎包皮内面和阴茎头的交接处，分布有许多小皮脂腺，能不断地分泌淡黄色的油性物质，这些物质与少量的尿液及皮肤脱落垢等混合，成为乳酪状的包皮垢，如果包皮垢长期附着在阴茎头表面或集聚在冠状沟内，就很容易造成细菌生长繁殖，引起包皮炎或其他疾病。

因此，为了保护自己和妻子的健康，也为了为受孕创造良好条件，男性必须注重下身的卫生清洁。如保持内裤清洁卫生，大小便时尽量注意不要污染内裤，一旦弄脏应及时予以更换清洗。内裤不仅要常换常洗，更应放在太阳光下照晒。养成每天晚上清洁下身的习惯，在清洗外生殖器时，可用温水擦洗阴茎和阴囊表面，特别要注意洗净阴茎冠状沟，不要让包皮垢在此滞留。可以把包皮向阴茎根部牵拉，使包皮翻转以完全暴露阴茎头，然后对阴茎进行清洗。最后再洗会阴部和肛门周围。清洗完下身后，换一条干净的内裤，以保持清洁效果。另外，性生活前后也必须清洗。

做好孕前营养准备工作

孕前营养储备的多少，可直接影响到胎儿的早期发育。调查资料表明，新生儿的健康状况与母亲孕前营养储备的多少有很大关系，而备孕女性营养储备最好是在怀孕前150～120天着手准备。

自我检测孕前是否缺乏营养

一般人不能对每天所食用的食物进行营养分析，以计算自己摄取了多少营养、又缺乏多少营养。因此，营养不均衡是普遍存在的问题。为确保孕前身体健康，夫妻有必要补充各种营养素。那么，身体缺乏营养会有哪些表现呢？

头发信号

脱发，头发干燥、易断，发丝易缠卷，可能缺乏蛋白质、热量、脂肪酸、微量元素锌。而头发色泽变浅、变淡，是维生素B_{12}偏低的信号。因此，孕前每周应摄入2～3次海鱼，可适量多吃些牡蛎，以保证微量元素锌的供给。每天保证主食的摄入量，如馒头、面条、米饭等主食不能少。另外，还要补充充足的优质蛋白，可适量多吃些肉、鸡蛋、牛奶，同时要增加必需脂肪酸的摄入量。

口部信号

若发现口角发红，长期干裂，而且口唇和舌头疼痛，可能是因营养不良而患上口角炎。多为缺乏铁质和维生素B_2、维生素B_6造成的。含维生素B_2的食物包括动物肝脏、鸡蛋、牛奶、豆类及某些蔬菜，如雪菜、油菜、菠菜、青蒜等。维生素B$_6$的食物来源很广泛，动植物中均含有，但一般含量不高，含量最高的为白色肉类（如鸡肉和鱼肉）；其次为动物肝脏、豆类和蛋黄等。因此，具有上述症状的男性、女性要多吃含B族维生素的食物。

视力信号

每日到晚上视力就下降，可能缺乏维生素A。具有这种症状的男女在孕前要多吃含维生素A丰富的动植物类食物，如胡萝卜、油菜、橘子、动物肝脏、蛋黄、番茄及其他黄绿色蔬菜和水果。

指甲信号

指甲上有白点，表明缺锌，指甲容易断裂，说明缺铁。缺锌、缺铁有时会同时出现。有这种症状，要多吃贝壳类食物，如牡蛎、扇贝等，此外，每日确保1个鸡蛋、150克肉和50克豆类，也是补充微量元素锌所必需的。

牙部信号

牙龈经常出血，则提示可能缺乏维生素C。具有这种症状的男女，平时要多吃富含维生素C的食物，如番茄、菠菜、橙子、橘子等。

孕前饮食加强营养的原则

人们通常比较重视孕期营养，而对孕前的营养却往往容易忽视。实际上，孕前的营养对于优生也是相当重要的。研究发现，女性孕前体重与新生儿的出生体重相关，如有的女性生出巨大婴儿，常与孕前或孕后营养不合理有关，许多出生体重低的婴儿，往往是母亲孕前体重较轻，或孕后体重增加较少造成的。因此，女性孕前的合理营养不可忽视。

　　孕前的饮食原则应参照平衡膳食的原则，结合受孕的生理特点进行饮食安排，多吃一些含有丰富蛋白质、较高热量的食物，多吃一些蔬菜和水果，适当提高脂肪、碳水化合物的摄入量，增加肉类、鱼虾类、蛋类及豆制品的食物供给。孕前加强营养，应把握以下科学原则。

★ 保证充足优质蛋白的供给

　　优质蛋白主要是通过增加肉、蛋、鱼虾、豆制品的摄入来实现。孕前男女应每天在饮食中摄取优质蛋白40～60克，以保证受精卵的正常发育。

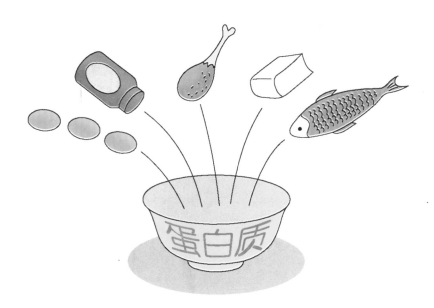

★ 保证热能的供给

　　保证身体能够摄入较高的热量，主要是通过提高主食的质量来达到的。夫妻双方最好在每天供给正常成人需要的9204.8千焦（2200千卡）热量的基础上，再加上1673.6千焦（400千卡），以满足身体对热量的消耗，同时为受孕积蓄一部分能量，这样才能使"精强卵壮"，为受孕和优生创造必要条件。

供给适量的维生素

适量的维生素能够有助于精子、卵细胞及受精卵的发育与成长。妇产科专家建议，孕前夫妻双方每天摄入牛奶500毫升，鸡蛋1～2个，肉类150～200克，豆制品50～150克，水果100～150克，蔬菜500克，主食400～600克，食用油40～50毫升，坚果类食物20～50克。

此外，要补充充足的矿物质和微量元素。钙、铁、锌、铜等对构成骨骼、造血、提高智力、维持体内代谢的平衡有重要作用。而且，脂肪所含必需脂肪酸是构成机体细胞组织不可缺少的物质，增加优质脂肪的摄入对怀孕非常有益。

上班女性孕前应注意健脑饮食

白领女性在工作中由于精神压力较大，易感疲劳，可出现神经衰弱综合征。因此，要注意健脑饮食，以利于备孕。

首先，应多食含氨基酸的鱼、奶、蛋等食物。因为氨基酸能保证脑力劳动者的精力充沛，提高思维能力。

其次，脑力劳动的白领女性会大量消耗体内的维生素，故宜多食些富含维生素C的食物，如水果、蔬菜和豆类等。

再次，适当补充含磷脂的食物，如蛋黄、肉、鱼、白菜、大豆和胡萝卜等，一般认为每天补充10克以上的磷脂，可使大脑活动机能增强，提高工作效率。另外，多吃葱、蒜亦有良好的健脑功效。

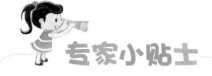
专家小贴士

研究表明，人的脑部组织中75%是水分。因此，在脑部开始运作之前，先喝一杯热水，比任何一种食物更能唤醒头脑。

巧用食物清除体内蓄积毒素

中医学认为，一些婴幼儿疾病，如新生儿黄疸、鹅口疮等，是从母体带来的，因为母体"藏毒"，婴幼儿才会生病。备孕女性只有先行清除掉体内毒素，才能为胎儿创造更好的成长环境。那么，备孕女性如何自查身体毒素呢？方法很简单，比如便秘、过胖、黄褐斑、痤疮、口臭、皮肤瘙痒、湿疹等，都是身体"藏毒"的表征，只要我们平时稍加留意就行了。

如排便次数明显减少，每2~3天或更长时间一次，自然毒素淤积；而长期过量食用高脂、高热量食品，体重超过标准体重的20%，体内毒素就会滋生；肺、脾、胃积热或食积不化引起的口臭，长期淤积在体内排不出去就会产生毒素；不好的生活习惯、不良的情绪都会引发皮肤排毒功能的减弱从而引发瘙痒，等等。如此自测一下，自己有没有上述症状中的一种或者几种呢？这都是说明体内有毒素没有排出。

如何才能清除体内的这些有害物质呢？现介绍下列几类食品，可以帮助排出体内的毒素，夫妻二人应在计划怀孕前至少5个月的时候，从日常饮食中注意摄取以下食物：

畜禽血	猪、鸭、鸡、鹅等动物血液中的血蛋白被胃液分解后，可与侵入人体的烟尘发生反应，以促进巨噬细胞的吞噬功能。猪血中富含氨基酸、铁、铜、锌、铬、钴、钙、磷、钾、硅等人体必需的营养素，尤其适宜体弱及贫血者食用。每周应该安排吃1~2次畜禽血。
春韭	春韭又称起阳草，富含挥发油、硫化物、蛋白质、纤维素等营养素。韭菜温中益脾，壮阳固精，其粗纤维可助吸烟饮酒者排泄体内的毒物，但孕妇应慎食韭菜。

豆芽	豆芽贵在"发芽"。无论黄豆、绿豆，发芽时产生的多种维生素都能够消除体内的致畸物质，并且促进性激素生成。
海鱼	海鱼含多种不饱和脂肪酸，能阻断人体对香烟焦油的反应，增强身体的免疫力。海鱼还有"脑黄金"之称。
鲜蔬果汁	其所含的生物活性物质能阻断亚硝胺对有机体的危害，还能改变血液的酸碱度，有利于防病排毒。

此外，日常生活中还有一些食物能够帮助人体排出体内毒素，孕前女性要有意识地多吃一些。同时在生活习惯上，一定要戒烟戒酒戒甜食，适当吃些苦味的茶或蔬菜是很有好处的。如柠檬清肺净血，荔枝补肾排毒，大白菜稀释肠道毒素，苦瓜可以激发免疫力。其他的排毒食物还有海带、紫菜、韭菜、红薯、糙米等。

贫血女性要注意补充铁元素

铁是血红蛋白、肌红蛋白、细胞色素酶类以及多种氧化酶的组成成分，它与血液中氧的运输和细胞内生物氧化过程有着密切的关系。因此，铁是造血原料之一。

对于准备怀孕的女性来说，补充铁元素不容忽视。有些女性在性生活时会感到疲乏无力或气喘，甚至有面色苍白等现象，这是体内铁元素消耗过多所致。女性孕前不补铁，孕期更容易造成铁元素的严重不足，从而导致自身头晕、乏力、疲劳等，对胎儿和出生后的宝宝的生长发育也有直接影响，会造成胎儿和未来宝宝营养不良和发育迟缓，甚至影响智力及引发早产。因此，女性从确定怀宝宝起就要注意补铁。

专家建议，女性要多吃一些含铁丰富的食品。如动物的肝、心、肾及蛋黄、瘦肉、虾、海带、紫菜、黑木耳、南瓜子、芝麻、黄豆、绿叶蔬菜等。如果孕前仅吃植物性食品，铁的需求量可能得不到满足。多吃动物性食品，吸收铁就较多一些。如果将动、植物食品混合吃，铁的吸收率可以增加1倍，因为富含维生素C的食品能促进铁的吸收。

这里为你推荐4款补铁补血的营养食谱。

🍲 花生枸杞蛋

【原料】鸡蛋、花生仁、枸杞子、红枣、红糖各适量。

【做法】先将花生仁、枸杞子煮熟，然后放入红糖、红枣、鸡蛋一起煮，每天1次，连食10～15天。

【功效】本品补血补铁，适用于备孕女性食用。

🍲 爆炒腰花

【原料】猪腰100克，黄瓜1根，红泡椒15克，食用油、姜、葱、蒜、精盐、白糖、酱油、醋、料酒、水淀粉各适量。

【做法】①猪腰用刀切成腰花；黄瓜切成片；将精盐、白糖、酱油、醋、料酒和水淀粉倒入碗中调成汁备用。②中火加热食用油锅，放葱、姜、蒜和红泡椒爆香，再用大火爆炒腰花1分钟，放入准备好的调味汁和黄瓜片，待汤汁收稠后装盘。

【功效】猪腰中含有丰富的铁质，且人体的吸收、利用程度高，是补铁的好食物。

🍲 枸杞红枣粥

【原料】枸杞子、红枣、粳米各适量。

【做法】将这3种原料一起熬成粥，每天3～4次，连食30天。

【功效】本品能滋阴，补血益气。

 咖喱牛肉土豆丝

【原料】牛肉500克，土豆150克，咖喱粉5克，食用油10毫升，料酒、酱油、精盐、葱、姜、淀粉各适量。

【做法】①将牛肉自横断面切成丝；将淀粉、酱油、料酒调汁浸泡牛肉丝；土豆洗净去皮，切成丝。②将食用油烧热，先干炒葱、姜，再将牛肉丝下锅干炒后，放入土豆丝，再加入酱油、精盐及咖喱粉，用大火炒几下即可。

【功效】本品富含铁、维生素B_2、烟酸等，适合孕前女性食用。

素食女性要注意合理搭配饮食

所谓的素食者，是指拒绝动物性食物而只吃植物性食物，但并不等同于只吃蔬菜水果。有些女性怀孕前就吃素，怀孕后想增加点营养，可见到荤菜就恶心，依旧吃素食。专家指出，女性孕前及孕期多吃素食也可以，但一定要选择搭配合理、营养丰富的食物。

蛋白质摄取很关键

女性在孕前应摄取足够的蛋白质，以供应孕后胎宝宝成长发育，因为蛋白质是构成生物体的主要原料，具有建造组织的功能。蛋白质的主要来源包括肉、蛋、奶、豆类食品。一般来说，动物性蛋白质是比较理想的蛋白质来源，而素食准妈妈因为饮食习惯的不同，蛋白质的来源则以植物性蛋白质为主。

海藻类的食物要多吃

素食女性较容易缺乏维生素B_{12}，尤其是全素者。而维生素B_{12}的主要功能，在于促进红细胞再生、维护神经系统健康，以及帮助脂肪、碳水化合物、蛋白质的吸收，女性孕前及孕期如果摄取不足，容易出现恶性贫血、倦怠等问题。由于维生素B_{12}主要存在于动物性食物中，蔬菜类食物中仅有海藻类和紫菜含有，因此素食女性孕前要多吃海藻类、蛋、牛奶、紫菜等食物。如果素食女性（尤其是全素者）担心维生素B_{12}的摄取量不足，建议可适度补充复合维生素。

★ 食物巧搭配补充铁质

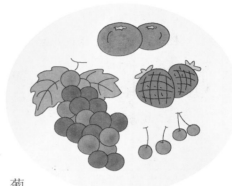

一般来说，从植物性食物中所摄取的铁质比较不容易被人体吸收，这也就是素食女性有时会出现铁质摄取略显不足的原因。为了确保补充铁质，素食女性除了要多吃富含铁质的食物，如紫菜、葡萄干、苋菜、樱桃、葡萄、红枣、红凤菜、苹果等，也别忘记搭配食用维生素C含量高的水果，如番茄、石榴、猕猴桃等，以帮助铁质的吸收。另外，茶和咖啡会影响铁质吸收，素食女性最好少喝。

★ 均衡营养

均衡营养是孕前及孕期健康饮食的关键，对素食女性来说当然也不例外。素食女性也应该均衡摄取五谷根茎类、奶类、豆蛋及面制品类、蔬菜类、水果类、油脂类等六大类食物，才能获得孕期所需的均衡营养。

建立有利于怀孕的运动方式

随着科学与医学的进步，越来越多的证据表明，夫妻双方在计划怀孕前的一段时间内，最好能进行适宜而有规律的体育锻炼与运动。那么，夫妻从孕前150天开始，踏上运动这条健康坦途吧。

夫妻孕前需要适当的运动锻炼

传统的观念告诉我们，女性怀孕时都应尽量减少体育活动或运动。而随着科学与医学的进步，越来越多的证据表明，夫妻双方在计划怀孕前的一段时间内，若能进行适宜而有规律的体育锻炼与运动，不仅可以促进女性体内激素的合理调配，确保受孕时女性体内激素的平衡与精子的顺利着床，避免怀孕早期发生流产，而且可以促进孕妇体内胎儿的发育和日后宝宝身体的灵活程度，更可以减轻孕妇分娩时的难度和痛苦。

同时适当的体育锻炼还可以帮助丈夫提高身体素质，确保精子的质量。因此，对于任何计划怀孕的夫妻而言，应该进行一定时期的有规律的运动后再怀孕。例如：夫妻双方计划怀孕前的3个月，共同进行适宜与合理的运动。

一般来说，孕前的运动强度，心跳每分钟不要超过150次，每次持续30分钟以上，不要超过90分钟。而在运动期间，女性可以通过运动饮料来补充糖原，以预防低血糖的发生。

最适合备孕女性的4种运动

备孕期的女性要注意调整好身心的状态，同时也不要忽视了运动的作用，孕前适当的运动对身体健康极为有利，不仅可以帮助女性在产后恢复身材，还可帮助产妇提高肌肉质量和关节的稳定能力，保护孕妇及胎儿的生命安全。同时，还可以减少和避免妊娠高血压及糖尿病的发病概率，甚至减少生产时的痛楚，帮助产妇顺利分娩。那么哪些运动适合备孕女性呢？下面介绍适合备孕女性的4种运动。

散步

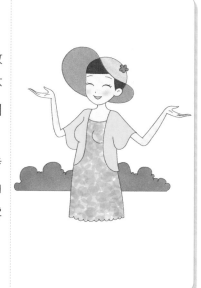

　　散步是一项适合任何人的运动，散步要尽可能挑选空气较清新的环境，不必走得过快，也不用走得时间过长。刚开始可以把脚步放慢，不要走得太急，以免对身体震动太大或造成疲劳。散步时不要穿鞋跟太高的鞋，最好穿软底的运动鞋。坚持每天都散步一会儿，大雾天、雨天或雪天时就不要外出散步了，避免发生事故。

慢跑或者快步走

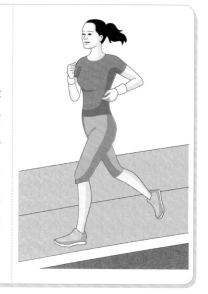

　　适宜的体重有助于受孕，慢跑或快步走比散步更能消耗能量，燃烧多余脂肪。运动前，应先排空膀胱，换上宽松舒适的衣服。期间出现不舒服的情况，可以暂停休息，根据自己的身体情况调节慢跑时间，不宜劳累。与散步一样，也应在空气新鲜、空间宽敞的环境中进行。

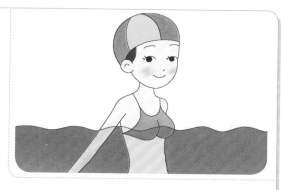

游泳是一项非常好的锻炼方式，可以增加支撑体重的力量，提高耐力和柔韧性。游泳可以增加心肺功能，还能改善情绪，有助于备孕期间保持良好心态。需要注意的是，游泳运动时间不宜过长，水不能过冷，否则会造成肌肉痉挛。

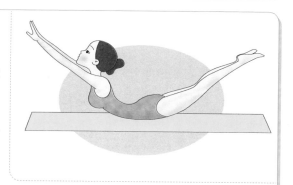

练习瑜伽可以增强体力和肌肉张力，增强身体的平衡能力，提高整个肌肉组织的柔韧度和灵活度。同时，瑜伽还能刺激控制激素分泌的腺体，加速血液循环，能够帮助备孕女性很好地掌握呼吸控制方法，有利于日后分娩。

女性宜做加强腹部肌肉的锻炼

孕前加强腹部肌肉的锻炼，对怀孕时日渐加重的腹部大有益处。腹肌锻炼能使骨盆保持在正确位置，确保怀孕后胎儿的安全。盆腔内肌肉力量及控制能力的提高，还有助于顺利分娩，以及分娩后的性能力恢复。"猫伸展式"、"战士第一式"就是锻炼腹部肌肉，减少腹部、腰部脂肪的不错选择。

猫伸展式

每天坚持练习猫伸展式，有利于消除腰腹部多余的脂肪，增加女性魅力，使脊柱更加富有弹性，调节女性经期紊乱，促进产后恢复。具体做法：

● 跪立，臀部坐在脚跟上，伸直背部，抬起臀部，两手掌触地，两臂伸直，与肩同宽。吸气，抬头，挺胸，伸展颈部前侧，眼睛向上看，收缩背部肌肉，保持6秒钟。

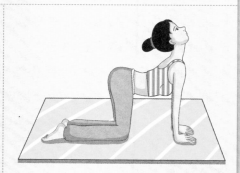

● 呼气，低头，拱背，收紧腹部肌肉，用下巴找锁骨，感觉像一只小猫在伸腰，两臂与两大腿始终垂直于地面。再将凹背与拱背两种姿势重复做12次。练习时动作不宜太快，不要用猛力前后摆动颈部或向后拱腰。呼气时收缩挤压胃和小腹，效果会大大提高。

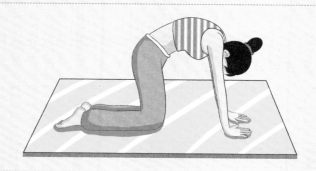

战士第一式

经常练习战士第一式能够减少腹部、腰两侧多余脂肪；扩张胸部，伸展颈部，延缓衰老，增强人的平衡感及集中注意力的能力，消除下背部及肩部的肌肉紧张。具体做法：

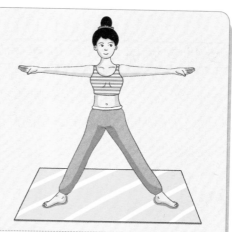

● 取基本三角式站立

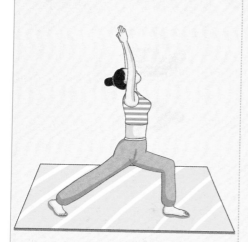

● 吸气，向上伸展手臂，双手在头顶上方合掌。呼气，左脚和身体同时向左转动90°。弯曲左膝直到小腿与地面垂直，大腿与地面平行，右腿尽量向后伸直，尽量向上伸展脊柱。均匀呼吸，保持30秒钟，收回双腿。做此练习时需要注意，左右两侧需练习相同的次数和时间。心脏功能不好或有晕眩病的人勿做此练习。

● 换另一侧做相同练习

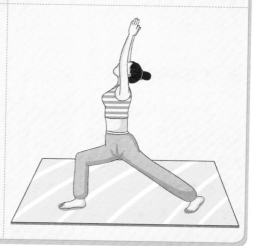

女性宜做保持乳房健美的锻炼

一般来说，产后女性的胸部容易下垂。因此，女性孕前常做丰胸运动有助于保持乳房健美，预防产后胸部下垂。下面介绍两种不错的瑜伽丰胸运动。

 金刚展胸式

金刚展胸式能够增强胸部紧实感，创造美丽胸线，预防乳房下垂。需要注意的是，做此练习前应先进行10分钟的热身练习，以减少运动伤害。

● 具体做法：取金刚坐，保持脊柱正直，下颌微收，双手指尖向后撑住地面，吸气挺胸慢慢抬头，双肩后展，肩胛骨向后打开，努力抬高下颌，自然呼吸。

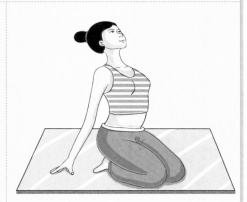

 跪立狮式

长期练习瑜伽跪立狮式，具有明显的丰胸效果。此外，还可以美化腰部曲线，改善胸闷心悸的现象，强化胃壁的自主神经，消除因为消化系统衰弱所引起的胃部痉挛。做此练习时要尽量保持好呼吸，动作缓慢，呼气时头尽可能地向后仰。腰颈椎有不适者，应降低难度练习。具体做法：

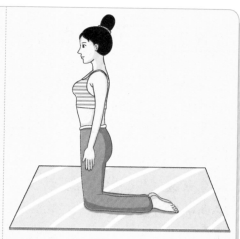

● 在瑜伽垫上，膝盖微微打开，跟腰成一样的宽度，脚背贴地，脚掌朝上。

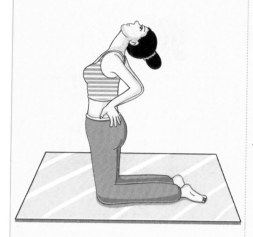

● 两手靠在腰部维持平衡，慢慢地吸气，接着将上半身往后倾倒，切记速度尽量缓慢。

● 扶住腰部的双手慢慢地去触碰脚跟、脚掌，当身体保持稳定后，停留约3秒钟，做一次呼吸吐气，再将身体还原成为最初的步骤。

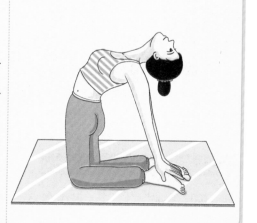

女性经期运动注意事项

月经期间适当运动能调节身体，但若运动不当，则会给身体带来很大伤害。在此期间最好通过一些轻运动帮助身体血液顺利流通，缓解压力。可在经期到来前3天，根据自己的情况来决定运动形式，以轻柔、舒缓、放松、拉伸的运动为主，如冥想型瑜伽、初级的形体操，或只是在家做一些简单的伸展动作。经期第5天，身体开始恢复，此时可以开始进行慢走、慢跑等有氧运动。不过，还是要避免一些球类及负重较大的运动。总之，女性月经期间运动应该注意以下几点：

减少运动量，缩短锻炼时间

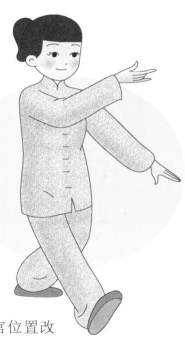

适当参加一些平时经常练习的运动项目，如慢跑、体操、打拳、乒乓球、投篮等运动，放慢速度，活动时间不要过长，一般在15～30分钟为宜，以达到放松肌肉的目的。

避免剧烈和震动过大的运动

月经期间不宜参加如跳高、跳远、投手榴弹、百米赛跑和踢足球等运动，也不宜进行俯卧撑、哑铃等增加腹压的力量性锻炼，以免经期流血过多或子宫位置改变。月经期间参加这些运动，容易因高度的精神紧张而导致内分泌功能紊乱，出现月经失调。

避免参与各种水中运动

不要参加跳水、游泳和水球等运动；也不宜洗冷水澡及用冷水洗脚，以免造成感染和月经失调。

★ 避免竞争激烈的比赛

经期运动最好以调整练习为主，如来月经的第1~2天，可以做些广播操、健身操、太极拳、气功等轻微的活动。第3~4天的活动量可以增大，如托排球、打羽毛球、乒乓球等。还要松弛腰、腹、背的紧张部位，多做一些伸展与呼吸相结合的舒缓性运动，不要做振动较大的运动，如剧烈地跑跳、排球中的扣球、篮球中的跳起投篮等，更不能进行增加腹压的力量性练习，如举杠铃、猛烈的腹肌练习等。

男性要避免剧烈运动

小赵和妻子结婚2年了，一直处在备孕阶段，可妻子还是没怀孕。这急坏了双方的父母，在双方父母的催促下，两人决定一起去医院做一个检查。检查结果发现，妻子各方面都没问题，小赵也没有问题，因为婚后就考虑怀宝宝，小赵把烟都戒了。小赵是跑业务的，也没有在电脑旁久坐等影响精子活力的不良习惯。经医生的一再仔细询问，发现小赵非常喜爱体育运动，每周都会去踢几次球。考虑到剧烈运动也可能会影响男性的生育力，所以医生嘱咐小赵停止剧烈活动，注意休息，并适当口服能提高精子活力的药物，3个月后检查精子密度、活动力，均恢复正常。

专家介绍，剧烈运动时，由于能量消耗巨大，呼吸加深加快也无法满足机体对氧的需求，而葡萄糖会在缺氧的状态下发生无氧酵解，同时产生大量乳酸等酸性代谢产物。而这些酸性代谢产物随血液循环进入睾丸后，会导致氧化应激的发生，使精液中产生大量活性氧成分。正常情况下，精液具有一定的抗氧化能力，但当精液中的活性氧超出了精液自身的抗氧化能力后，会对精子产生不良影响。研究表明，活性氧可降低精子活力及精子的反应能力，使生精细胞凋亡增加，降低精子密度。精子质量受到影响后，就会使受孕的概率降低，严重者可表现为不育。

因此，专家提醒准备要宝宝的男性朋友，怀孕前3～6个月最好避免经常从事篮球、足球、登山、长跑等剧烈活动，只可以适量运动，以运动后不感觉腿酸、疲劳为宜，并注意休息好。

男性要避免长时间骑自行车

自行车是绿色环保的交通工具。作为一种方便快捷的代步工具，自行车一直备受人们的喜爱。但是，对于备孕男性来说，长时间骑自行车也会影响其生育能力。

骑车时身体前倾，车座正好处在人体会阴部，使后尿道、阴囊受到压迫，阴囊被固定在一个位置，无法进行睾丸内的温度调节。此外，长途骑自行车，上述部位会充血，尤其是后尿道的黏膜、前列腺、精囊等部位充血格外明显。睾丸局部受到颠簸与震荡会产生机械性损伤，可导致阴囊受损，阻碍精子的酝酿，影响生精功能。据调查，在55名爱好自行车运动的男性中，近90%的人体内生成的精子数量减少，阴囊呈现出反常的迹象。而在35名少有骑车的男性中，只有26%的人表现出此类症状。看来，骑车的确是孕育计划中一个不小的障碍。

为了优生，备孕男性还是暂时委屈一下，少骑或不骑自行车，尽量多乘公交、地铁。如果实在需要骑车，每天应把时间控制在1小时之内。还可以将坐垫装上海绵套，或者安装减震装置来减轻颠簸。

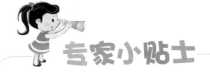

专家小贴士

研究发现，在不经常骑车运动的男性中，23%的人精子数量少；在每周骑5小时自行车的人中，这个比例超过31%。在经常骑自行车的人中，约40%出现了活力精子数量低的问题，而不经常骑车运动的人则为27%。研究人员指出，男性的阴囊受伤或温度升高可能是骑自行车影响精子健康的原因。

Part 4

备孕第3阶段：孕前120～90天

　　孕前120～90天，备孕工作一点也不可懈怠。在生活中，夫妻双方都应该学会呵护自己，尤其是妻子。饮食营养方面，妻子应多吃新鲜蔬菜水果，少吃辛辣食物，忌吃含添加剂的食品，并且不宜常吃快餐、常喝可乐。避孕方面，不要采用安全期避孕法，也不要采取体外射精的避孕法等。

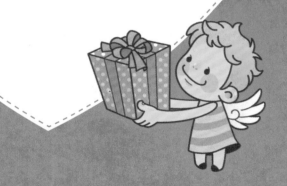

建立有利于怀孕的生活方式

备孕男女，在孕前120～90天养成良好的生活方式，对孕育宝宝有很大影响。所以，备孕夫妻在此期间要坚持建立有利于怀孕的生活方式。

注意监测月经周期是否正常

女性进入青春期后，"好朋友"就会每个月来探望一次。虽然很多时候女性朋友们对它厌烦无比，而如果它姗姗来迟，你又会变得焦躁、坐立不安。有的女性朋友甚至担心怀孕了，还专门去药店买早孕试纸进行测试。其实，女性的月经周期是非常独特的身体信号，通过它可以

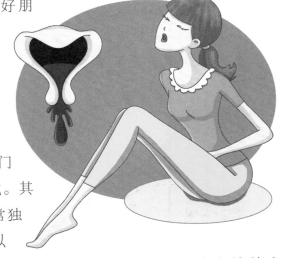

确定自己体内的内分泌系统是否正常。所以，女性朋友应该养成自我监测生理周期变化的习惯，尤其要关注异常现象，因为这些现象很可能是身体健康拉起了警报。

那么，怎样自我检测月经是否正常呢？妇科疾病专家认为，月经应该有正常的周期、经期、经量、经色和经质。

周期

从经血来潮第一天算起，两次月经相隔时间为周期，一般为28天，偶尔提前或延后时间不超过7天者仍可视为正常，故正常的月经周期应不少于21天，也不能超过35天。如果每15天左右就来一次，或拖到40多天才来一次，那就属于不正常了。月经周期过短的原因多是子宫发生病变，如子宫颈炎、子宫肌瘤等；月经周期过长的主要原因可能是排卵异常。

经期

经期是指经血来潮的持续时间，正常者应为3～7天，一般为4～5天。如果超过7天就有可能不正常了。不正常的原因有很多，如功能性子宫出血、子宫肌瘤、盆腔炎、子宫内膜炎、子宫内膜息肉、子宫肌炎等病症。

经量

经量是指经期排出的血量，一般总量为50～80毫升。由于个人的体质、年龄、气候和生活条件的不同，经量有时略有增减，均属正常范畴。如果每次月经连一包卫生巾都用不完，则属经血过少，应引起注意。经血过少有可能是情绪不稳定或营养不良造成的，也有可能是口服避孕药引起的，还有可能是子宫内膜结核等疾病引发的；如果每1～2小时就需要更换一次卫生巾或卫生棉条，这说明经血太多了。引起经血过多的原因很多，有可能是子宫肌瘤，也有可能是内分泌失调。

经色、经质

经色是指月经血的颜色，正常经血一般为红色稍暗，开始色较浅，以后逐渐加深，最后又转为淡红色而干净。经质是指月经的性状。正常月经，一般不稀、不稠、不凝结，无明显血块，无特殊气味。中医学认为，如果经色淡红质稀，多为血少不荣，属血虚证；经色深红质稠，为血热内炽，属实热证；经色紫暗有块，为寒凝血滞，属实寒证；经色暗红有块，则属血瘀证。

此外，痛经也是困扰许多女性的问题，那种疼痛难耐的滋味是男士们无法体会的。如果痛经到了不能忍受的地步，并且药物也起不了任何作用的时候，就要引起重视了，这有可能是子宫肌瘤、盆腔炎、子宫内膜异位症、子宫内膜炎等疾病引起的，这时就要及时去正规的妇科医院就诊。

女性要注意自检私处

女性的私密地带是需要重点保护的。女性的外生殖器构造较为复杂，皮肤、黏膜皱褶较多，既有汗腺、皮脂腺，又有前庭大腺和宫颈、阴道分泌物，还有月经来潮。且前有尿道口，后有肛门，再加上女性的会阴部屏障作用尚不完善，容易罹患阴道炎。

因此，备孕女性更要注意自己的私处卫生了，平时要勤换内裤，天天清洁，定期看医生，但对"V"地带，还应做什么呢？现在，不妨从自检开始，更深入地了解爱护自己。女性自检外阴的方法，概括起来有三个字，即"望、闻、触"。

望	
方　　法	可以用一面小镜子，放在外阴的下面，前后左右移动镜子照视，借助镜子的帮助，观察自己的外阴部。除此以外，通过观察阴道分泌物，如白带和经血的颜色、清浊、稀稠，也能从中发现一些蛛丝马迹。
正常表现	外阴皮肤光滑，颜色正常，没有溃疡，没有白斑、脓包等。白带清白稀薄，经血鲜红色或者浅红色，有人还会有少许血块。
异常表现	外阴皮肤不正常，有溃疡、疙瘩或者白斑等。白带量改变、性状改变或者颜色改变。

（续表）

提示疾病	外阴长出小疙瘩：如果只是外阴长出小疙瘩，没有其他阴部的症状，而且不久后可以自行缓解，这多半属于"假性湿疣"。假性湿疣不算是疾病，没有传染性。可以改穿宽松、纯棉的衣物，最好不要穿紧身牛仔裤或勒得很紧的蕾丝内裤。 外阴长出白斑：常伴随外阴瘙痒，或是外阴白斑病，需要进行规范治疗。 外阴皮肤表面溃疡、阴道口周围出现小菜花样或锯齿状的生物：有可能是梅毒、尖锐湿疣等性病的早期表现，需要提高警惕。 白带异常：大多是各种炎症，如宫颈炎会导致白带增多、黏稠或者白带中夹有血丝；霉菌性阴道炎会导致白带豆腐渣状且增多、颜色变黄等。

闻

方　法	用鼻子嗅一下分泌物、经血或外阴部散发出的气味。
正常表现	清淡的腥味、汗酸味或无味。
异常表现	腥臭味、腐臭味或特别的气味。在女性生理期，或有可能出现一些异味，但是大部分异味是正常的，要保持阴部干净卫生，勤于更换卫生巾。
提示疾病	白带异味一般提示有阴道炎症，需要对症治疗。若白带恶臭，常常是生殖道严重感染或肿瘤引起的。特别是老年妇女，如果出现白带恶臭，而且颜色鲜红，往往是恶性肿瘤的信号。

触

方　法	先把手洗干净，用食指和中指两个指头的"指肚"（俗称"指腹"），从"阴阜"部位开始，从上而下，顺序按触外阴，直至肛门。

（续表）

正常表现	感觉应是光滑、柔软。倘若不用力去按，也不会感到疼痛。
异常表现	触摸到有结节或肿块。
提示疾病	外阴囊肿：一种是皮脂腺堵塞引起的脓疱形的囊肿，如果无伴随其他症状可以不用处理。另外一种囊肿有可能是因为巴多林腺堵塞而造成的，它们能长得如桃子一般大，而且轻易受感染。因此，通常要切开、引流并用抗生素药消炎。 生殖器疣：这是由人乳头状瘤病毒（HPV）引起的。疣有单独出现的，也有成团出现的，每一个的大小和铅笔头相仿。需要进行正规治疗。

专家小贴士

不管自查情况如何，每年的妇科检查必不可少，尤其是30岁以上的女性，为了自己和为了家人，千万不要吝惜金钱和时间，定期妇检，爱护健康。

做好月经来临前的3件事

月经是一种正常生理现象，女性一生中有30多年要来月经。但由于月经期间机体发生着各种变化，以致这时女性的全身和局部抵抗力有所下降，如不注意，就容易感染疾病。另外，月经期间子宫颈口微张、子宫内膜剥落、阴道酸性分泌物被经血冲淡，从而丧失了抑制细菌生长的自然防御功能，让细菌有机可乘，极易导致生殖器官发炎，严重者甚至造成不育。因此，月经期间的卫生关系到青春期至绝经期的所有女性。根据月经期间的特点，女性孕前要做好以下几件事：

注重卫生

月经期间，女性要注意卫生，勤换卫生巾。如厕时，要常换卫生巾，防止滋生细菌；最好不要发生性行为。因为这样容易把细菌带入阴道引起发炎。并且由于性交的刺激，导致盆腔充血，使经血增多或经期延长；经期必须保持阴部清洁，最好每次换卫生巾时，都用温开水清洗。清洗时不要坐入盆中，以防脏水进入阴道。经期洗澡禁止盆浴，只能淋浴或擦澡。此外，大小便后，要从前面向后面擦，以免将肛门附近的脏东西带入阴道。

注意保暖

经期女性必须注意保暖，尤其是下半身的保暖更为重要，应避免用冷水洗澡、洗头、洗脚等。如果月经期间受到突然或过强的冷刺激，就会导致子宫及盆腔内血管过度收缩，从而引起经血过少或月经突然停止。此外，受凉以后，身体免疫力更加低下，容易感染疾病。

心情舒畅

情绪波动过大会影响月经的正常来潮，并且加重月经期间的不适。经期是否正常与人的情绪状态有着极为密切的联系。因为大脑皮层调节管制月经，精神的紧张或情绪的波动，都能影响大脑皮质的调节功能，从而导致月经失常。有些脾气比较急躁的女性，如果在来月经时不注意克制，过于激

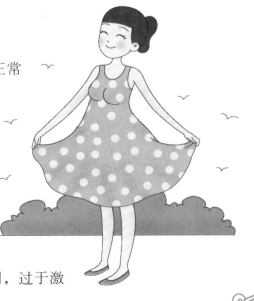

动，就会使月经减少或者突然停止。因此，月经期间应保持心情舒畅平和。

注意对乳房进行精心呵护

乳房是未来宝宝的"粮袋"，只有健美的乳房才能给宝宝带来甘甜、安全的乳汁。因此，孕前对乳房进行贴心的呵护就显得很重要。

呵护乳房的方法很多，如避免用力抓捏、挤压、冲撞乳房；洗澡时避免用过热、过冷的水刺激乳房。因为乳房组织很脆弱，过热或过冷都受不了，洗澡的水温以27℃左右为宜。要经常用温水清洗乳房，特别是乳晕处，清洗的时候可以对乳房进行旋转式按摩；平时要保持充足的营养，坚持锻炼或做专门的健身操以保持胸部肌肉强健、乳房的脂肪饱满；选择质地柔软、大小合适的内衣，使乳房得到更好的固定、支撑。最好选择吊带较宽的胸罩，穿戴不宜过紧。胸罩的材料应选择细软的布料，不宜加硬衬，以避免擦伤乳头。睡觉时应解去胸罩，使胸部得到放松。

此外，定期对乳房进行自我检查，发现问题及时就诊。以下4个简单的步骤方便广大女性朋友们进行自我检测：

（1）脱掉上衣，让胸部充分暴露，面对镜子双手下垂，仔细观察乳房两边是否大小对称，有无不正常突起，皮肤及乳头是否有凹陷或湿疹。

（2）将左手上提至头部后侧，用右手检查左乳房，以手指指腹轻压乳房，感觉是否有硬块，由乳头开始做环状顺时针方向检查，逐渐向外三四圈，至全部乳房检查完为止，用同样方法检查右乳房。这样对于早期发现乳腺疾病有一定的帮助。

（3）双手举过头顶，身体转向一侧反复观察乳房的侧面。然后将双手平稳地放在胸部，用力按压至觉得胸部的肌肉紧张起来，然后进行观察，看乳房是否有不同以往的线条。再用同样的方法观察另一侧乳房。

（4）平躺于床，充分暴露乳房，肩下垫一小枕头或折叠后的毛巾，右手置于脑后，左手手指并拢，用指腹触摸右侧乳房的前部。再用同样的方法检查另一侧乳房。

保持规律、卫生的性生活

性生活是孕育的必经过程。但是不适当的性生活，不仅影响生活质量，而且还可能致不孕不育。

其中，夫妻性生活频率过高，就会导致精液量减少和精子密度降低，使精子活动率和生存率显著下降。若精子并没有完全发育成熟，与卵子相会的"后劲"就会大大减弱，受孕的机会自然也会大大降低。所以，把握好度十分重要。一般而言，年轻的新婚夫妻，每周3次左右；30岁左右可以每周1次；40岁时可以每周1次或10天1次。总之，性生活要有规律地进行，既不要太频，也不要没有。

医学研究表明，生殖道感染对精子的活力会产生很大的杀伤力，一旦精液被感染后会显著影响精子的活力。从临床角度来分析，年轻人的感染机会主要来源于不洁性生活以及桑拿浴之类的活动。因此，尽量不要去不洁的公共场所，以保证性生活是安全且卫生的。

对于男性而言，不卫生的性生活会造成妻子感染，严重的还会引起不孕。男性外生殖器包皮中，常有分泌物积聚，细菌容易繁殖。性交时，容易将细菌带入妻子尿道和阴道引起感染。因此，每次性生活前后，要各自清洗一次，保持外生殖器的清洁。而且应该避免在妻子的经期发生性关系，以免造成致病细菌上行感染，输卵管发生炎症，或导致输卵管阻塞而导致不孕。

做好孕前营养准备工作

如今的年轻夫妇都知道优生优育要从胎儿期抓起，也特别注意科学饮食，为胎儿发育提供足够的营养素等。但是，如果等到怀孕后才把它提上议事日程，孕妇自身可能要付出健康损害的代价，胎儿发育往往也会受到种种消极影响。营养专家认为，孕前120～90天营养准备工作是必不可少的。

女性宜吃的4种食物

在备孕期间注意饮食，对以后宝宝的健康成长有重大的影响。所以，备孕夫妻不仅要保证各种营养的均衡，更要注意补充一些营养食物。

★ 乌 鸡

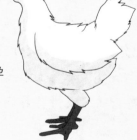

乌鸡口感细腻，营养价值远远高于普通鸡，被人们称为"一种名贵的食疗珍禽"。备孕期吃乌鸡利于补养身体，还能提高生理机能。

乌鸡汤

【原料】乌鸡1只，党参、熟地黄、黄精、何首乌各20克，黄芪15克，精盐适量。

【做法】①将乌鸡去毛、内脏和肥脂，洗净；把其他食料洗净，沥干水备用。②将乌鸡放入开水中余片刻，取出，用清水冲去油腥血污。③把全部食料放入煲内，加入适量清水，煲2～3小时，以精盐调味，食用即可。

【功效】本品气血双补，备孕女性食用可增强体质。

⭐ 花椰菜

花椰菜质地细嫩，味甘鲜美，含纤维少，是备孕期女性补充维生素的极佳蔬菜。花椰菜中所含丰富的维生素C和B族维生素，还能养肝护肝，提高肝脏的解毒能力，预防感冒和败血病的发生。

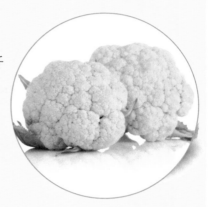

🍲 奶香花椰菜

【原料】花椰菜250克，鲜牛奶120毫升，火腿肠50克，食用油、淀粉、精盐、味精各适量。

【做法】①花椰菜洗净，掰小朵；火腿肠切厚片；味精放入淀粉里，加两大匙水兑成芡汁。②锅中加水烧沸，放入适量食用油、精盐，下花椰菜焯约30秒钟。③花椰菜捞出待用。将锅洗净置火上，倒入牛奶烧沸。④放精盐后下花椰菜煮约3分钟。⑤放入火腿肠煮约2分钟。⑥勾入芡汁。炒匀后起锅装盘即可。

【功效】此菜含有丰富的抗氧化物质、叶酸和膳食纤维，非常符合备孕女性营养均衡的原则。

⭐ 苋　菜

苋菜软滑而菜味浓，入口甘香，有润肠胃、清内热的功效，更是备孕期补铁、补钙的天然食品。

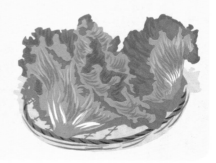

🍲 苋菜糙米粥

【原料】苋菜100克，糙米200克，精盐适量。

【做法】①苋菜洗净，切碎；糙米洗净备用。②锅内放入适量清水和糙米，煮成粥。③加入苋菜和适量精盐，用大火煮开即可。

【功效】苋菜含有丰富的铁、钙等营养成分，有益脾养胃、强身健体的功效，还可帮助备孕女性排除身体的毒素。

⭐ 魔 芋

魔芋是有益身体的碱性蔬菜，还有"胃肠清道夫"的美誉，备孕女性适当吃些有利于身体健康。

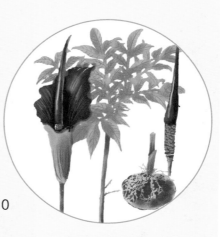

🍲 荠菜魔芋汤

【原料】荠菜300克，魔芋100克，姜丝、精盐各适量。

【做法】①荠菜去叶择洗干净，切成大片；魔芋洗净，切片。②锅中加适量清水，加入荠菜、魔芋及姜丝用大火煮沸，转中火煮至荠菜熟软，加精盐调味后即可。

【功效】魔芋中特有的束水凝胶纤维，可以使肠道保持一定的充盈度，促进肠道的蠕动，加快排便速度，利于备孕女性将毒素排出体外。

男性宜吃的4种食物

想要宝宝，这不是备孕女性一个人说了算的，还需要备孕男性的配合，除了自身的健康和精子的质量外，更重要的是注意饮食，备孕期间男性应该适当多吃以下4种食物，以使精子充满活力。

⭐ 牛 奶

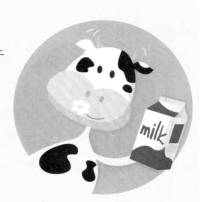

牛奶营养丰富，备孕男性适当喝些牛奶，对精子的运动、能力、维持透明质酸酶的活性以及对受精过程，都有着非常重要的作用。备孕男性每天一杯牛奶，既能满足营养需要，又能维护生殖系统的健康。

🍲 蛋奶布丁

【原料】鸡蛋1枚，牛奶130毫升，白糖25克。

【做法】①牛奶和白糖小火加热，并不断搅拌，直到白糖完全溶化。②牛奶静置至温，倒入打散的鸡蛋搅拌均匀。③搅拌好的蛋奶液反复过筛几次，直到顺滑无泡沫，倒入模具。④把蛋奶模具放入烤盘，并在烤盘中注入容器1/3的清水。⑤烤箱预热170度，烤25～30分钟即可。

【功效】蛋奶布丁可养血生津、滋阴养肝、补益脏腑、清热生津，是非常适合备孕男性的一道美味甜品。

⭐ 虾

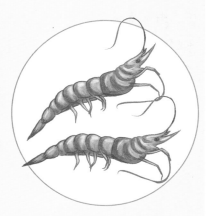

虾肉含有丰富的蛋白质、钙、磷、铁等，营养价值很高，有补肾壮阳的作用。另外，虾中所含的锌元素对男性生殖系统正常结构和功能的维持有重要作用，可以增加备孕男性的精子数量。

🍲 明虾炖豆腐

【原料】明虾、豆腐各100克，鲜汤、葱花、姜片、精盐、料酒、胡椒粉各适量。

【做法】①将虾线挑出，去掉虾须，洗净；豆腐切成小块。②锅内放水置火上烧沸，将虾和豆腐块放入略烫，盛出备用。③锅置火上，放入鲜汤、虾、豆腐、料酒、葱花和姜片，烧沸后撇去浮沫，加盖改用小火炖至虾肉熟透，拣去葱和姜，撒入精盐、胡椒粉即可。

【功效】虾营养丰富，肉质松软，易消化，虾和豆腐共煮能为备孕男性提供充足的蛋白质，利于精子的生成和精子质量的提高。

山 药

山药是人所共知的滋补佳品，含有丰富的钙、铁、磷等矿物质，是备孕男性必吃的食物。

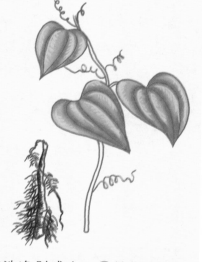

桂花山药

【原料】鲜桂花10朵，山药250克，面粉100克，桂花酱、食用油、白糖、湿淀粉、干淀粉各适量。

【做法】①鲜桂花择洗干净；山药洗净剁成末。②炒锅上火，加500毫升清水，下山药末和白糖烧开，下湿淀粉调成糊，倒入盘中，待凝结后取出，切成块。③把面粉和干淀粉搅拌均匀，放入适量水调成薄糊，把山药块投入挂糊，搅拌均匀，薄厚一样。④炒锅上火，放食用油烧至七成热，将挂糊的山药块放入锅中炸，并用手勺不断地搅动，待山药块炸至深黄色，捞出沥油。⑤用适量清水与桂花酱拌匀，放小锅里，用小火烧开，再放入鲜桂花，立即出锅，将调好的鲜桂花汁浇在炸山药块上即可。

【功效】本品外焦里嫩，桂花芬芳，山药溢香，补益脾胃，养阴生津，非常适合备孕男性滋补之用。

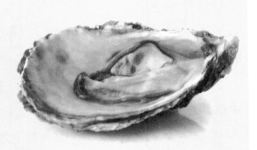

⭐ 牡 蛎

牡蛎营养丰富，口感比冰激凌还要爽滑细腻，是备孕男性滋阴补肾、镇惊安神的佳品。

🍲 牡蛎炒油菜

【原料】牡蛎、小油菜各100克，食用油、精盐、姜片、料酒、酱油、蚝油、白糖、水淀粉各适量。

【做法】①小油菜洗净，切段，放入加了精盐的沸水中焯一下，用清水冲凉备用。②锅中倒食用油烧热，煸香姜片，再放入牡蛎用大火炒熟，加油菜段、料酒、酱油、精盐、蚝油、白糖炒匀，最后用水淀粉勾芡即可。

【功效】牡蛎中富含的蛋白质、锌、脂肪酸等，有助于改善男性的性功能。

夫妻应多吃新鲜水果蔬菜

现实生活中，一些男性往往对水果蔬菜不屑一顾，认为那是女性的减肥食物，却不了解水果蔬菜中所含的大量维生素是男性生殖生理活动所必需的。一些含有高维生素的食物，对提高精子的成活质量有很大的帮助。如维生素A和维生素E都有延缓衰老、减缓性功能衰退的作用，还对精子的生成、提高精子的活性具有良好效果。

男性如果缺乏这些维生素，常可造成精子障碍。要是长期缺乏蔬果当中的各类维生素，就可能有碍于性腺的正常发育和精子的生成，从而使精子减少或影响精子的正常活动能力，甚至导致不孕。

由此可见，新鲜水果蔬菜对男性精子质量有帮助，同时它也能补充女性体内缺少的一些维生素。所以，在备孕期间夫妻应该多吃些新鲜的蔬菜和水果。

孕前适宜吃的蔬菜：胡萝卜、番茄、包心菜、莴笋等。

孕前适宜吃的水果：柑橘、苹果、猕猴桃、梨等。

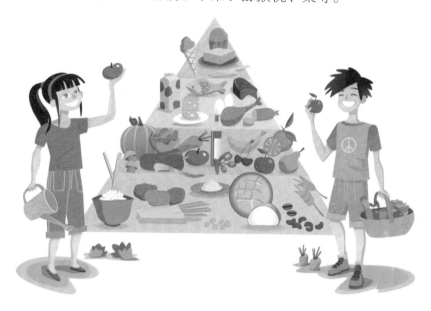

女性要少吃辛辣食物

日常生活中，人们可能有很多嗜好，如有的人喜欢吸烟、饮酒、食用辛辣食物等。这些嗜好在平时似乎不是问题，可对于准备怀孕的女性，这些嗜好就会成为健康的严重障碍。

虽然辛辣食物会刺激人的食欲，使人胃口大开，但是过量食用，就会引起胃部不适、消化不良、便秘、痔疮等，不利于人体健康，尤其对备孕女性不利，会严重影响饮食营养供给。而且，随着怀孕后胎宝宝的增大，孕妈妈的消化功能和排便能力本来就会受到一定的影响，如果继续保持进食辛辣食物的习惯，更会进一步影响孕期的营养摄入，进而影响胎宝宝的健康。因此，在计划怀孕前3～6个月，应尽量少吃辛辣食物。

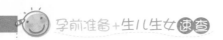

女性忌吃含添加剂的食品

一些富含添加剂的食品会使人产生饱腹感，影响人体对其他营养物质的吸收；有的添加剂热量高，会使体重增加，这不符合备孕期的健康饮食原则。而且含有添加剂的食品会对胎儿造成不良影响，影响胎儿的细胞分裂，引起流产和早产，所以从备孕期开始，就应远离添加剂食品，尤其是罐头食品。

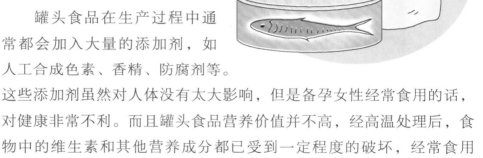

罐头食品在生产过程中通常都会加入大量的添加剂，如人工合成色素、香精、防腐剂等。这些添加剂虽然对人体没有太大影响，但是备孕女性经常食用的话，对健康非常不利。而且罐头食品营养价值并不高，经高温处理后，食物中的维生素和其他营养成分都已受到一定程度的破坏，经常食用会影响胎儿对营养的吸收。因此，罐头食品是女性在备孕期间需要忌口的。

女性不宜常吃快餐

很多人明知快餐不健康却仍然难以抗拒，因为它们方便、美味而且又便宜。但快餐的坏处远超过人们想象，快餐是高脂肪、高蛋白、高热量的食物，营养成分非常单一。其中含量较高的饱和脂肪酸容易导致胆固醇过高，危害心脑血管健康，长期吃快餐会导致营养不良，必然会影响孕育。

如果由于工作原因必须选择快餐的话，那么别忘了给自己加一份蔬菜色拉，或用纯果汁代替碳酸饮料。

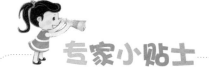

炸鸡、薯条等洋快餐口味虽好，却含有很高的热量和脂肪。摄入过多的饱和脂肪会导致肥胖，进而引起内分泌失调，而内分泌失调也是女性不孕的主要原因之一。如果备孕女性平时比较爱吃洋快餐，最好适当忌口。

夫妻不宜常喝可乐

多数可乐型饮料中都含有较高成分的咖啡因，咖啡因在体内很容易通过胎盘的吸收进入胎儿体内，会危及胎儿的大脑、心脏等器官，同样会使胎儿造成畸形或先天性疾病。

因此，专家们建议，新婚夫妇以及想要孩子的夫妻们，除了须禁烟酒外，可乐型饮料也不宜饮用。即使婴儿出生后，哺乳的母亲也不能饮用可乐型饮料。因为，咖啡因也能随乳汁间接进入婴儿体内，危害婴儿的健康。

夫妻不宜在房事前吃得太油腻

很多人喜欢在性爱前吃一次浪漫的大餐，而对男性来说，性爱是件耗费体力的巨大工程，需要动用血液、肌肉内的多种激素。其中，雄性激素是最为重要的性刺激因素，能唤起男性性欲，帮助完成勃起。可一餐油腻的饮食会大大降低雄性激素的分泌，很可能让男性出现困倦、疲惫感。

不过，专家提倡在性爱前适当吃点富含碳水化合物的食物，如面包、米饭、土豆等。这些主食能迅速补充能量，保持勃起得持久。偏爱肉食的人，可以尝试吃些鱼或者贝类，应少吃油腻的肉类。

另外，房事前切忌不要吃得太饱，七八分饱即可，而且一定要在性爱前1小时完成进食，这样才不会在性爱过程中产生头晕、恶心的状况。

孕前不宜采用的避孕方法

做出怀孕决定后，要调整避孕方法，如安全期避孕法和避孕环避孕法等，此时不宜采用。在此半年内需采用其他避孕方法，如屏障避孕法（男用安全套）及自然避孕法。这样既起到避孕的效果，又可以放心地等待子宫内环境恢复到自然的状态。

不要采用安全期避孕法

安全期避孕法是指根据女性排卵期和精子、卵子在女性生殖器里的存活时间，推算出女性不易受孕的一段时期，并选择在这段时间里进行无保护措施的性交，从而达到避孕目的。通常情况下，卵子排出后可存活1～2天，精子在女性生殖器里可存活2～3天。因此，在排卵前2～3天和排卵后1～2天性交，就有可能受孕，这个时期叫易孕期。而卵巢排卵一般在月经结束后14天的前后2天内，所以安全期大约为月经前10天内，和月经后第20天之后到下次月经来潮，距离行经期越近，避孕的可能性就越大。然而，这种推算法并不是每次都很准确，因为女性排卵的时间，受外界环境、气候、本人的情绪，以及健康状态等因素影响，从而出现排卵期延后或提前的情况，并且还有可能发生额外排卵。

此外，精子和卵子在女性生殖器里的最长存活时间也无法最后定论。因此，安全期无法算得准确，所以说安全期避孕并不安全。

不要采用体外射精避孕法

体外射精避孕法是指在性交达到高潮，即将射精的瞬间，立即中断性交，使精液排在体外，使精子不能与卵子相遇，从而达到避孕的目的。这种自然避孕方法却常达不到避孕目的，因为男女双方性交过程中，当性兴奋处于高潮时，会有一小部分精液伴随输精管的收缩而溢出流入阴道，这些精液量虽少但精子数目最多，因此容易受孕。

此外，及时将阴茎从阴道抽出需要男方"恰到好处"地掌握"火候"，这使得男女双方因过分注意射精时间而精神紧张，使性交过程不圆满，时间长了也会引起男性射精过快或不射精。而且在性交到达高潮时，女性并未获得满足男性就强行中断来体外射精，也会使女方的性兴奋一落千丈，进而影响女性的感受，甚至导致女性性冷淡，给夫妻感情蒙上阴影。

忌采用清洗阴道避孕法

清洗阴道避孕法是指在性交后女性立即用清水或其他液体洗涤阴道，以把体内的精液冲走，从而避免怀孕。实际上这种方法并不可靠，因为洗涤的范围只为阴道，但在冲洗前很多精子可能已到达子宫颈和子宫内，因而往往很容易受孕。更有甚者，有些女性在性交之后使用诸如消毒药等高腐蚀性的洗液洗涤阴道，以为可以"杀死"精子，从而达到避孕的目的。实际上这种方法没有任何科学依据，更重要的是这种方法危险，如果洗液浓度调配不佳，不但无法避孕，还可能导致阴道灼伤或发炎。

因此，停服避孕药后，最好的方法就是采用避孕套进行避孕，而不要采取像清洗阴道避孕这种不太可靠的避孕方法。

忌取出避孕环就立即怀孕

有些育龄女性采用子宫内置避孕环的措施进行避孕，准备怀孕时，需要摘掉避孕环，那么摘取避孕环后可以马上怀孕吗？

专家认为，如果去掉避孕环后立即受孕，原则上不利于优生。避孕环作为异物放在子宫内，以干扰受精卵着床，从而达到避孕目的。但是，无论放环时间是长还是短，作为异物，避孕环都会或多或少地对子宫内膜等组织有一定损害和影响，这对于胚胎或胎儿的生长发育是不利的，会给新生儿造成缺陷。因此，曾经戴过避孕环的女性，在准备怀孕时，应在摘掉避孕环3个月后再怀孕为宜。其间可采用男用避孕套的方法避孕。

孕前摘掉避孕环应注意以下几个方面：

● 做完女性取环后服用适量抗感染及止血药物。

● 取环后当天，可能有轻微下腹不适、腰痛或少量阴道出血或血性白带，一两天后就会自然消失，这是由于取环刺激子宫内膜和子宫颈所引起的，是正常现象。如取环后阴道出血量超过月经量，或半月后出血持续不净，或腹痛严重等，应立即去医院复诊。

● 取环后休息1天，两周内禁止夫妻生活和坐盆洗澡，以防感染。注意少沾冷水，保持外阴清洁，不做重体力活动，进食富有营养的食物。

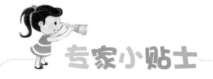

专家提醒，除了备孕期不能采取避孕环方式避孕以外，年龄小于25岁的女性也不适于上环。因为，其采用此种避孕方式失败的风险是35岁以上女性的5.9倍。同时，节育器脱落率也显著高于25岁以上的女性。

Part 5

备孕第4阶段：孕前90～60天

　　从孕前90～60天开始，备孕进入关键时期，一切备孕准备丝毫不可懈怠。夫妻在各方面的调试各有侧重，下面从有利于怀孕的生活方式、营养准备和运动等3个方面入手，让夫妻双方身体调整到最佳健康状态，以迎接受孕日的到来。

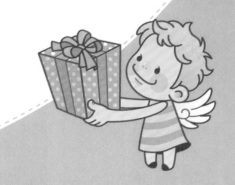

建立有利于怀孕的生活方式

孕前90～60天各种准备中很重要的一项就是调整生活方式，使之符合自然的生活规律，让身体达到最佳的状态。所以，建立有利于怀孕的生活方式，对不久后的孕妇和胎儿的发育都大有好处。

女性杜绝烫染发

如今，时尚女性们对自己头发的颜色都有个性化选择，一些备孕女性也想把发型及头发颜色变一变。需要提醒的是，备孕妈妈们烫染发应该慎重。

烫发剂里面含有化学物品，科学实验证明，烫发剂有一定的致癌性；染发剂也有不少种类，含药物常引起皮肤过敏反应。有不少人因为染发之后，造成头皮发炎、红肿，甚至掉发。

目前对烫染发剂有没有致畸性还有待研究，但是，这些药剂毕竟还是有毒性的，不少动物实验在药量增加的状况下，还是造成了胎儿的问题。所以，备孕女性最好还是不要烫染发，以减少危险发生的可能性。

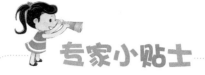

如果以前没有染过发的人，最好不要在备孕前90天以内尝试，以免肤质不合适造成过敏。发质不好的人更不要烫染发，而适当使用护发剂，对于头发的修补以及保护是有帮助的。

远离美甲，避免犯"美丽"错误

女性所热衷的化妆、美甲等和美丽息息相关的这些活动，在准备怀孕前期都应有所控制或者是完全杜绝。因为，各种化妆和美甲用品都是十分复杂的化学制剂，用后会影响正常的怀孕。

一位姓黄的女青年因从小受其母亲的影响，十几年来都有涂指甲油的习惯，就是结婚怀孕后，仍然不忘天天涂。谁知，近年来，她怀孕两次都流产了。这位女青年十分苦恼，在丈夫的陪同下，来到了医院就诊。

接诊的关教授反复询问了她的病史，又仔细地做了检查，最后对她说："你身体各部位组织器官发育基本正常，你两次流产很可能是涂指甲油造成的恶果……"这位女青年遵照关教授的嘱咐，不再涂指甲油了。结果，几个月后再次怀孕，直到分娩……

涂指甲油为何引起了这位女青年两次流产？据专家介绍，指甲油以及其他化妆品往往含有一种名叫酞酸酯的物质。

这种酞酸酯若长期被人体吸收，不仅对人的

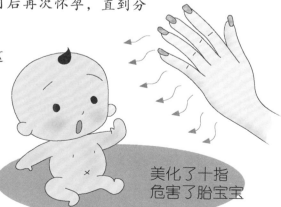

美化了十指
危害了胎宝宝

健康十分有害，而且还容易引起孕妇流产及生出畸形儿。所以孕期或哺乳期的妇女都应避免使用标有"酞酸酯"字样的化妆品，以防酞酸酯引起流产或婴儿畸形。

我们知道，尽管酞酸酯是未来的母亲涂的，受害的却是腹中的孩子，尤其是男孩。这种有害物质往往会危害婴儿腰部以下的器官，引起生殖器畸形。因此，母亲哺乳期间使用这种物质的化妆品，孩子长大后，可能患不孕症或阳痿，这是酞酸酯这种物质阻碍雄激素发挥作用造成的恶果。

所以，那些爱美的女性，应以上述女青年为鉴，从备孕期开始，尽量不要涂指甲油，以免犯"美丽"的错误！

女性不要再浓妆艳抹

爱美是女人的天性，许多女性都爱化妆。化妆后的女人显得更加年轻漂亮，充满自信。然而，对于准备怀孕的女性来说，化妆时可要注意了。

有调查表明，每天浓妆艳抹的女性怀孕后导致胎宝宝畸形的发生率是不浓妆艳抹者的1.25倍。化妆品所含的铅、砷、汞等有毒物质被准妈妈的皮肤和黏膜吸收后，可透过胎盘屏障进入胎宝宝的循环系统，影响胎宝宝的正常发育，导致胎宝宝畸形。另外，化妆品中的某些成分经阳光中的紫外线照射后，会产生有致畸作用的芳香胺类化合物质。而且，怀孕期间的肤质因为受到雌激素的影响，面部的色素沉淀增加，一般会出现妊娠纹，特别是孕前有化浓妆习惯的女性，怀孕后色斑情况会更加严重。

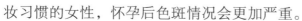

此外，为了优生，备孕妈妈也尽量不要涂口红。因为口红是由各种油脂、蜡质、颜料和香料等组成的，其中油脂通常采用的是羊毛脂。羊毛脂及蜡质都具有较强的吸附性，能将空气中的尘埃、病毒、细菌等有害物质吸附在口唇黏膜上，在人不经意时随食物进入体内。唇膏常用的染料大多是对人体有害的非食用色素，某些劣质染料还含有致癌的化学成分。一些地下工厂生产的劣质唇膏很可能含有大量铅之类的重金属，以使其色泽鲜艳亮丽、不易脱落。如果经常将这些"重金属唇膏"吞进肚子里，后果更是不堪设想。唇膏实际上是一种复杂的化学物质，鲜艳色泽的背后存在着不为人们注意的隐患，很有可能引起不孕不育。

化妆品对皮肤、对身体都有非常大的害处，甚至还会影响你未来的宝宝。因此，女性孕前及孕中要远离浓妆艳抹，同时要选择一些天然的对皮肤没有刺激的化妆品，最好选择使用婴儿用的安全皮肤护理品。此外，最好不要画眉毛、眼线，不拔眉毛。

男性忌常穿紧身裤

有些男青年喜欢穿紧身裤，对于备孕阶段的男性来说是不适宜的，现在开始就得改一改这个不好的习惯了。

男性的性器官阴囊内包裹着睾丸，其是产生精子的地方。紧身内裤会紧紧地包住男性的外生殖器，对其产生压迫，让阴囊处于密闭状态，空气不流通，使细菌滋生，引起生殖器的炎症，同时也阻碍阴囊皮肤散热降温，限制血液循环，妨碍精索静脉回流，对精子的产生和营养很不利。

另外，紧身内裤不透气、不散热，精子在这样的环境中生存能力会大幅度下降。特别是在炎热的夏天，阴囊会松弛，过紧的紧身裤会影响阴囊所需的适宜温度。长此以往，就会影响生殖健康。因此，专家建议，准爸爸备孕阶段应尽早让自己脱离紧身裤的束缚，选择舒适宽松的裤子。

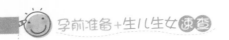

男性不要再洗桑拿浴

劳累了一天，下班后洗个桑拿浴，能使身心舒畅、疲劳不再，有时还久久不愿起身。洗桑拿浴时，室内温度可达80℃左右，只要待上5分钟，就会汗如雨下，然后到另一个房间躺在床上，一切疼痛惆怅都将化为乌有。所以，桑拿浴对促进血液循环、细胞的新陈代谢、心血管疾病，如早期高血压、动脉硬化或轻度冠心病等均有一定的疗效。

但是，桑拿浴并非人人都可以洗，孕前男性就应慎洗。男性的精子产生于睾丸，而睾丸对温度的要求又比较严格，必须在34～35℃的条件下才能正常地生长发育。如有隐睾的患者，只是因为异位的睾丸温度比正常人高2～3℃，精子便不能生成。

美国优生专家在一项调查中发现，睾丸温度升高也是影响精子功能的一个重要因素。睾丸是产生精子的器官，它十分娇嫩，温度一般比腹腔低2～3℃。当环境温度升高时，睾丸的皮肤就会松弛，以便散热；当环境温度下降时，睾丸皮肤就会收缩，以利于保温。通过这样的调节方法，人类确保精子的活力。如果长期洗桑拿浴，就等于给阴囊增加温度，使阴囊处于高温状态下，影响正常精子的产生。

因此，准爸爸要宝宝前应尽量不要洗桑拿浴。

男性手机不要放裤兜里

手机是人们生活中必不可少的日用品，可有报告显示，手机的辐射对人的身体有一定的伤害，特别是会影响人的生育能力，女性把手机挂在胸前影响月经，而男人将手机放在裤兜会杀死精子，影响生育。

据英国《泰晤士报》报道，匈牙利科学家发现，经常携带和使用手机的男性的精子数目可减少多达30%。有医学专家指出，手机若常挂在人体的腰部或腹部旁，其收发信号时产生的电磁波将辐射到人体内的精子或卵子，这可能会影响使用者的生育功能。英国的实验报告指出，老鼠被手机微波辐射5分钟，就会产生DNA病变；人类的精子、卵子长时间受到手机微波辐射，也有可能产生DNA病变。

男性尤其要注意远离电磁辐射，这是因为男性的染色体与女性相比较为脆弱，更容易引起免疫系统的改变，男性生殖细胞和精子对电磁辐射更为敏感。因此，作为男性应尽量减少与电磁波接触的机会，即使是不得已要接触的情况下，也要尽量保持一定的安全距离，一般是0.5米以上。

尤其需要关注的是，喜欢将手机放在裤兜里的男性，这对精子威胁最大，因为裤子的口袋就在睾丸旁边。专家建议，备孕男性，当使用者在办公室、家中或车上时，最好把手机摆在一边。外出时可以把手机放在皮包里，这样离身体较远。使用耳机来接听手机也能有效减少手机辐射的影响。

男性不要再趴着睡觉

生活中很多男性喜欢趴着睡觉，他们认为，这是一种容易放松的睡姿。殊不知，这种睡姿不但容易压迫内脏，使呼吸不畅，对生殖系统也有一定影响。尤其是对年轻人来说，危害更大。

长期趴着睡觉会压迫阴囊，从而刺激阴茎，容易造成频繁遗精。频繁遗精会导致头晕、背痛、疲乏无力、注意力不集中，严重的还会影响正常工作和生活。另外，趴着睡还会使阴囊温度升高，使睾丸不容易及时散热。所以，对于处于孕前准备时期的男性来说，应尽量减少或杜绝趴着睡觉。

那么，哪种睡姿对生殖无害呢？一般来说，理想睡姿的原则是不压迫内脏器官，有利于休息。建议备孕男性采取仰卧位或右侧卧位睡姿，这样既不压迫阴囊，也不压迫心脏（左侧卧位会压迫心脏），对身体最有益。

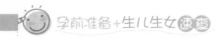
夫妻孕前要谨慎用药

人们常说，是药三分毒。在生病的时候，总要去咨询医生才能用药，不能自己随便吃。而在孕前，女性更是需要谨慎用药，否则很可能会影响自己的生殖细胞，影响生育能力。而很多药物也会影响到男性精子的生存质量，甚至会引起精子的畸形。当含有药物的精液进入女性体内后，经过阴道黏膜吸收后可进入女性血液循环，从而影响受精卵，产生低体重儿及畸形儿。

影响女性生殖细胞的药物

激素类药物、某些抗生素、止吐药、抗癌药、安眠药等，都会对生殖细胞产生一定程度的影响。有长期服药史的女性一定要咨询医生，才能确定安全受孕时间。在计划怀孕期内需要自行服药的女性，一定要避免服用药物标识上有"孕妇禁服"字样的药物。

影响男性精子质量的药物

抗组胺药、抗癌药、咖啡因、吗啡、类固醇、利尿药、壮阳药物等，不仅可导致新生儿出生缺陷，还可导致婴儿发育迟缓、行为异常。

服药期间意外怀孕。如果在不知孕情的情况下服了药，先不要急着终止妊娠。因为在怀孕期间也有相对服药安全期（停经前3周胚胎未形成以前危险相对较小），况且也有些药物对胚胎的影响非常小。这时你需要做的是，将用药情况详细告知医生，让医生根据用药的种类和性质、用药时胚胎发育的阶段，药物用量多少以及疗程的长短等，来综合分析是否有终止妊娠的必要。

做好孕前营养准备工作

夫妻双方从孕前90天开始，就应更加重视营养准备工作了。因为孕前90天大多有较好的身体状态和营养，对胎儿的健康发育都是很重要的。

女性需知的营养重点

女性孕前要做好哪些准备呢？除了要补充叶酸之外，其他的营养元素也是应该对应补充的，如铁、钙、锌、碘等，这些营养素可以在人体内储存很长时间，这就需要准妈妈提前摄取营养，为孕期做准备。备孕女性储备营养可以满足怀孕时短时间内营养需求量的增加，还可以在孕早期发生呕吐不能进食时，动用储备营养而不致影响胎宝宝的成长。所以，孕前就注意补充营养，对以后胎宝宝的发育具有重要的意义。

钙　　对于准妈妈们来说，孕期的钙流失是必然的。胎儿的骨骼形成会抢夺母体的大量钙质，因而一般性的钙补充不能满足两个人对钙的需求。肌肉痉挛，如小腿抽筋、手脚抽搐，甚至因为骨质疏松引起骨软化症等，如果从备孕就开始进行日常合理且充足地补钙，就能很好地避免上述症状。备孕女性每日需要补充800毫克左右的钙，不然到怀孕后再进行补充则效果大大不如以前，不仅自身会出现很多不适，也会对宝宝的发育造成影响。

铁

孕前没有补充充足的铁，就容易导致早产以及新生儿出生体重偏低。现代医学研究发现，缺铁致使血液的携氧量减少，影响到对大脑的氧气与养料的供给，进而累及精神与情绪。有些女性不爱吃肉和新鲜蔬菜，爱吃糖果、糕点，这种偏食习惯容易造成铁摄入不足，导致女性情绪急躁易怒。

建议备孕的女性，适量食用一些含铁丰富的食物缓解症状，如动物血、肝脏、瘦肉等食物，以及黑木耳、红枣等植物性食物等。一方面可以扭转不良情绪，另一方面有助于大脑提高注意力，并保持精力充沛的状态。

锌

近年来发现，锌具有影响垂体促性腺激素分泌、促进性腺发育和维持性腺正常机能的作用。因此，缺锌也是导致男性不育和女性不孕的一个原因。

植物性食物中，含锌量比较高的有豆类、小米、萝卜、大白菜；动物性食物中，以牡蛎含锌最为丰富，其他如羊排、子鸡等也含有较丰富的锌。经常多吃一些含锌丰富的食物，不但可使矮个子长高、瘦者体重增加，而且还可通过性激素分泌的增加，促进第二性征的发育，使精子数量增多或促进排卵，从而增加受孕机会。

碘

碘是人体必需的、自身不能合成的微量元素，也是人体甲状腺素的主要成分，甲状腺素是对机体代谢活动和生长发育极为重要的激素。因此，女性在备孕期要注意补碘。备孕女性可以通过检测尿碘水平来辨明身体是否缺碘。含碘丰富的食物有紫菜、海带、开心果、乌鸡蛋等。

男性需知的营养重点

很多准备受孕的女性都知道自己孕前要补充足够的营养，当然丈夫也不例外，备孕男性的饮食对未来宝宝的健康也是起到很大作用的。所以，有关专家提醒，备孕的丈夫同样也要做好饮食调理，并提醒备孕男性，在孕前需补充以下5大营养素，以提高生育能力。

维生素C

维生素C可以增加精子的数量和活力，减少精子受损的危险。备孕男性每天应摄取100毫克维生素C。

橘类水果、草莓、猕猴桃、木瓜、绿叶蔬菜或果蔬汁富含维生素C。

维生素A

维生素A是生成雄性激素所必需的物质，还可以防止维生素C的老化。备孕男性需每天补充800微克维生素A。

备孕男性可以每天摄取100克鳗鱼，70克鸡肝，80克胡萝卜或125克圆白菜。

维生素E

维生素E又称生育酚，如果缺乏维生素E和必需的脂肪，会导致不孕症。天然维生素E能提高体内的雄性激素，精子数量明显增加，精子活力明显增强。

富含维生素E的食物有莴笋、包心菜、花椰菜、芹菜、辣椒、番茄、菠菜、红薯、山药、芝麻、大豆、花生、核桃、瓜子、杏仁、榛子、猕猴桃、橘子、草莓、西瓜等。

维生素D和钙

每天服用10微克维生素D和1000毫克钙能保持男性的骨密度，使备孕男性精力旺盛。

富含钙质的食物包括牛奶、奶酪、虾皮、芝麻酱、大豆及豆制品等，鲑鱼中维生素D含量较高。

锌

国外的研究显示，一部分男性不育患者的生育障碍与体内微量元素的缺失有关，其中锌的作用尤其重要，它不仅参与精子的构成，还和精子的出生、发育、成熟有密切的关系。

成年男性每天需要的锌为15毫克，但由于吸收的量通常会小于补充量，因此每天最好补充大于15毫克的锌。富含锌质的食物包括牡蛎、苹果、香蕉等。

女性宜科学补充叶酸

准妈妈体内叶酸缺乏是造成早产的重要原因之一。胎儿很需要叶酸，它具有抗贫血的性能，能有效地降低发生胎儿神经管畸形的概率，还有利于提高胎儿的智力，使新生儿更健康更聪明。那么如何科学补充叶酸呢？

据研究，妇女在服用叶酸后，要经过4周的时间，体内叶酸缺乏的状态才能得以切实的改善。这样在怀孕早期胎儿神经管形成的敏感期中，足够的叶酸才能满足神经系统发育的需要，为使妇女体内的叶酸维持在一定的水平，怀孕前3个月开始服用，才能确保胚胎早期有一个较好的叶酸营养状态。每天以补充400微克叶酸为佳。

含叶酸的食物很多，但由于叶酸遇光、遇热就不稳定，容易失去活性，所以人体真正能从食物中获得的叶酸并不多。如蔬菜贮藏2～3天后叶酸损失50%～70%；煲汤等烹饪方法会使食物中的叶酸损失50%～95%；盐水浸泡过的蔬菜，叶酸的成分也会损失很大。

因此，备孕女性要改变一些烹制习惯，尽可能减少叶酸流失，还要加强富含叶酸食物的摄入，如绿色蔬菜莴笋、菠菜、番茄、胡萝卜、青菜等；动物的肝脏、肾脏、禽肉及蛋类，如猪肝、鸡肉、牛肉等；豆类、坚果类食品，如黄豆、豆制品、核桃、腰果、板栗、杏仁等；谷物类如大麦、米糠、小麦胚芽、糙米等。必要时可补充叶酸制剂、叶酸片、多维元素片。

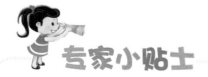

怀孕前长期服用避孕药、抗惊厥药等，可能干扰叶酸等维生素的代谢。因此，计划怀孕的女性最好在孕前6个月停止用药，并补充叶酸等维生素。

女性宜多吃天然有色食物

合理的饮食搭配有助于提高女性激素的分泌，促进机体新陈代谢，间接起到助孕的作用。

黑色食物对肾有保护作用，有助于加快新陈代谢和促进生殖系统功能，还能促进胃肠消化，增强造血功能。常见的黑色食物有黑芝麻、黑木耳、黑豆、香菇、黑米等。

黄色食物可以健脾，增强胃肠功能，恢复精力，补充元气，进而缓解女性卵巢功能减退的症状。可以常吃的黄色食物有南瓜、橘子、柠檬、玉米、香蕉等。

绿色食物含有叶绿素和多种维生素，能清理肠胃、防止便秘、减少直肠癌的发生，及保护肝脏，还能保持体内的酸碱平衡，增强机体抗压能力。菠菜、芹菜、生菜、韭菜、西蓝花等都是很好的选择。

女性宜适当摄入健康零食

对所有女性来说，吃零食是一个很正常的习惯，但是备孕女性吃零食要讲究科学，既要吃得美味又要吃得健康，还要有助于怀孕，这样才是最关键的。

 坚果

坚果富含亚油酸、蛋白质、钙、铁、磷、维生素等多种营养成分，能为备孕女性打造健康的体质，并能增强卵巢的活力。

 海苔

海苔浓缩了紫菜当中的各种B族维生素，特别是维生素B_2和烟酸的含量十分丰富。它含有15%左右的矿物质、各种微量元素，有助于维持人体内的酸碱平衡，而且热量很低，纤维含量很高，对备孕女性来说是不错的零食。而在选择海苔时一定要选择低钠盐类的，尤其有高血压或水肿的备孕女性，更应该严格限制钠的摄取。

 牛肉干

牛肉干富含蛋白质、铁、锌等，既能缓解饥饿、补充能量，又能使备孕女性保持充足的体力。

 牛奶

牛奶及奶制品中含有丰富的蛋白质、脂肪、维生素和矿物质，有利于补钙，同时可预防备孕女性发生贫血。

多喝水有利于维持体内环境平衡

很多人都听说过人每天应该要喝8杯水，这样才能保证身体的健康，但要做到非常困难，尤其是对那些正忙着想要怀孕的女性来说。尽管如此，多喝一些水仍然是非常必要的。

大家都知道，身体成分的一半都是水，水是维持人体内环境的重要因素，对于即将怀孕的准妈妈来说，良好的体液环境更是小宝宝安心成长的保障。

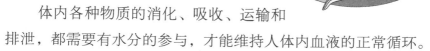

水在人体内维持各种化学物质处于正常状态，直接参与或促进一切化学变化，维持人体正常的新陈代谢。

体内各种物质的消化、吸收、运输和排泄，都需要有水分的参与，才能维持人体内血液的正常循环。

水的比热高，它可以储蓄热量和散发热量，从而调节体温。水在人体内还具有润滑器官和润泽皮肤的作用。

人体要是缺水，就会引起食欲降低、精神不振、四肢无力，严重时还会导致昏迷等症状。体内水分损失达20%时，就无法维持生命体征。

因此，备孕女性每天需要及时补充水分，以保持人体的正常运行。每天定量喝1200～1600毫升（含膳食汤水）的水，养成不渴也喝水的习惯，这样有利于机体代谢，对健康受孕极为有利。

男性忌忽视叶酸的补充

为了预防先天畸形儿出生，几乎每个女性在怀孕前都会被千叮咛万嘱咐："赶紧补点叶酸，预防宝宝出生缺陷。"但你可能不知道，服用叶酸并不是女人的专利，为了预防胎儿缺陷，生出聪明健康的宝宝，丈夫孕前同样也应补充叶酸。

宝宝虽然在母体中孕育，但宝宝的优劣很大程度上取决于受精卵的质量。男性从婚后开始每日补充叶酸，可以提高精子质量，增加女性受孕机会；再摄入如胡萝卜素、锌等营养物质，可以更好地提升男性"种子"的数量和质量。而适当补充维生素B_6，则可以帮助男性的"优良种子"在女性的幸福土地上"播种、扎根、发芽、结果"，为培育健康宝宝打下基础。

美国加利福尼亚州立大学伯克利分校的研究人员分析了89名健康男性的精子质量，并记录其每日摄入锌、叶酸、维生素C、维生素E和胡萝卜素的情况。结果显示，摄入叶酸量最高的男性，出现精子异常的概率最低。可见叶酸对于男性生殖健康是相当重要的。现在美国农业部已经推荐膳食标准必须保证成年男性每天摄入足量叶酸。世界上比较认可的方法是：每日补充0.8毫克叶酸增补剂来弥补食物中叶酸摄入的不足。

夫妻要多吃有益性功能的食物

中医学和现代医学都认为通过一定的膳食选择可以达到补肾和强精、壮阳等功效，它们对性欲、性反应、性行为能产生有利的影响。

鸽肉

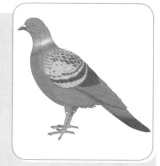

鸽肉性平味咸，具有补肝壮肾、益气补血、清热解毒、生津止渴等功效。鸽肉中含有丰富的蛋白质，以及少量脂肪和矿物质等。鸽肉细嫩鲜美，尤以乳鸽为佳，健康人食之可补肾。炖乳鸽尤其适用于肾虚、阳痿、早泄、性功能低下等，同时也适用于女性气血两虚引起的性功能减退。

⭐ 全麦食物

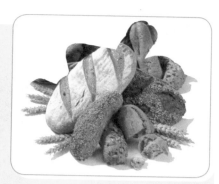

所谓"全麦食物"，指的是没有去掉麸皮的麦类磨成面粉所做的食物，比一般吃的富强粉等去掉了麸皮的精制面粉颜色黑一些，口感也较粗糙，但由于保留了麸皮中的大量维生素、矿物质、纤维素，因此营养价值更高一些。虽然全麦食物对雄性激素没有明显影响，不会影响男性的性欲，但却可以改善阴茎的血液充盈，使血管保持良好的状态，从而使阴茎保持良好的勃起功能，而勃起时血液充盈越多，勃起功能越好，对受孕越有利。

⭐ 鹌鹑

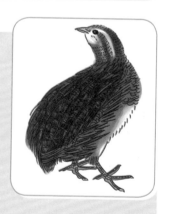

鹌鹑肉性平味甘，有补中益血、养血填精的功效，是补肾佳品。它的营养丰富，有"动物人参"之称，可见其补益作用之强。其肉味鲜美，老幼皆宜，可用于肾精不足引起的腰膝酸软、夜尿频多，以及早泄、阳痿、遗精等症。

⭐ 枸杞子

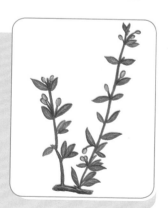

枸杞子性平味甘，具有养阴补血、滋养肝肾、健肾固髓、益精明目的功效，是提高男性性功能的佳果良药。《本草纲目》云："枸杞子粥，补精血，益肾气。"《药鉴》说枸杞子："滋阴，不致阴衰，兴阳常使阳举。"

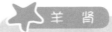
羊肾

羊肾即羊腰子。中医学认为，羊肾性温味甘，能补肾气，益精髓，适用于肾虚劳损、足膝痿弱、腰脊疼痛、耳聋、消渴、阳痿、尿频等症。

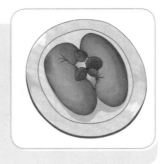

桑葚

桑葚是桑树的果实，又称桑果，其性寒味甘。干果入药，鲜果作果品食用，有益肝、补肾、滋阴、养血的功效。《本草经疏》说："桑葚甘寒益身而除热，其为凉血、补血、益阳之药无疑矣。"

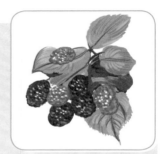

海参

海参性温味甘、咸，具有补肾益精、养血润燥、除湿利尿的功效，是高级滋补品。海参营养价值很高，而胆固醇含量却少于其他动物性食物，富含碘、锌等微量元素，所含的蛋白质及其他矿物质有延缓衰老、滋养生精、修补组织等作用。

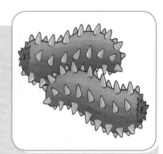

此外，也可以多吃海虾、板栗、韭菜、核桃、泥鳅等食物，这些都有利于增强人的性功能。

多做有利于增加孕力的运动

备孕期适当的运动可以增强母体体质，同时促进机体代谢，具有协调和完善全身各系统功能的作用，以提高怀孕概率，所以想怀孕的女性就不能偷懒了，要适当运动。那么，哪些运动有利于增加孕力呢？下面我们来说说。

三角伸展式有助于缓解疲劳

瑜伽三角伸展式能强化肠胃，消除身体侧边脂肪，伸展两臂、两腿韧带，消除脊椎紧张，增强身体的柔韧性。此外，还可以促进血液循环，缓解身体疲劳。

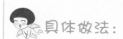 具体做法：

站立开始，双腿分开，吸气，双手臂向身体两侧伸展。呼气，身体向左侧弯，左手抓住左脚踝，右手臂向上伸展，保持深长呼吸8次。吸气，身体慢慢还原直立，换边重复练习。

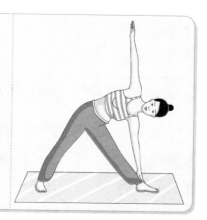

双腿背部伸展式有助于缓解压力

瑜伽双腿背部伸展式能按摩腹腔，促进消化；促进生殖器官的健康，使膀胱血流量加大，充满活力。同时，此式还有安心定神的作用，能够缓解压力，舒缓紧张情绪，使人快速恢复精力、充满朝气。

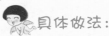

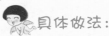具体做法：

● 取坐姿，两腿伸直。吸气，手臂上举，脊椎向上延伸。

● 呼气，上体前弯，双手抓脚，身体贴向腿面，前额触膝。保持呼吸8次，每次呼气更加贴近腿。吸气，伸直手臂抬起身体，呼气，手放下。可重复练习。

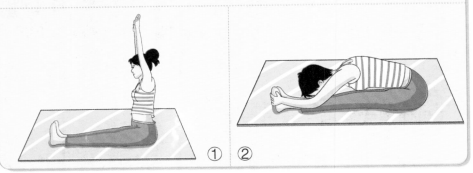

① ②

刚开始练习时，胸部和腹部很难完全贴到腿部上，做到自己的最大限度就可以了。如果双手抓不到脚踝，抓住小腿部位也可以。向下俯身时，背部一定要保持平直，不要弓背。

坐角式有助于提高性功能

坐角式有利于减少女性的经期腹痛，减轻腰骶椎疼痛；能最大限度地锻炼髋部，所以女性怀孕前常坚持做此练习，可使以后分娩更顺利进行。此外，该练习还能扩张胸部、缓解肩痛、柔韧两手臂；消除脸部皱纹、延缓衰老；扩张整个背部，加强背部肌肉力量。

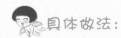具体做法：

（1）按基本坐姿坐好，分开两腿。

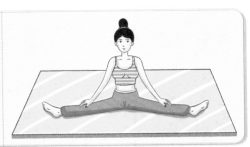

（2）两手放于体前地面，屈肘，将上身躯体尽量贴近地面。

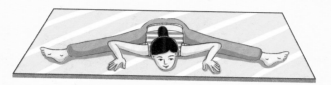

（3）两手分开，尽量伸展，慢慢抓住脚尖。呼气，两手收回，慢慢抬起上体及头部，闭眼放松全身。

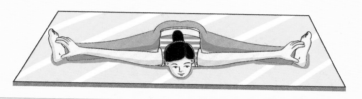

做此练习时，应将上身躯体尽量贴近地面，不要拱背。初学者可适当减小两腿之间的距离，贴不到地面也没有关系，身体有伸拉的感觉就好了。有椎间盘突出症患者不宜做此练习。

卧蝶式有助于滋养卵巢

瑜伽卧蝶式能加大整个腹腔的血流量，驱除整个脏腑的寒气，由于展开骨盆，身体最大限度地向前弯曲，可以挤压和刺激整个骨盆及其血液循环，温暖和滋养卵巢。

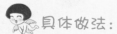 具体做法：

（1）脚心相对坐于地面，吸气，身体向上延长伸展，呼气时，身体下弯直至额头触及脚趾，保持10～30秒钟。

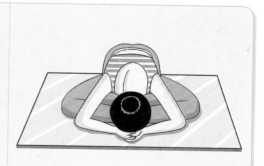

（2）再次吸气，继续把双臂向前向下充分伸展，加大整个身体与地面的接触，呼气，上半身继续向下，保持好正常的呼吸，坚持20～30秒钟。

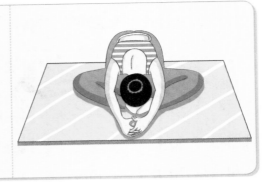

注意向下俯身时，上半身尽可能保持平直，背不要拱起来。尽力练习就好。

眼镜蛇式有助于增强肾功能

瑜伽眼镜蛇式能够强壮腰背、柔化脊椎、消除腰颈椎疼痛，改善心肺功能；还可以扩张胸部、强化肾脏，预防肾亏、胆结石等，比较适合孕前夫妻练习。

具体做法：

● 俯卧开始，两肘弯曲，手掌平放与双肩齐。

● 深吸气，绷紧臂肌，双臂伸直，撑起上体，将胸抬离地面，头向后屈，屏息体内或者保持5～10次呼吸。呼气，慢慢恢复原状。可重复练习。

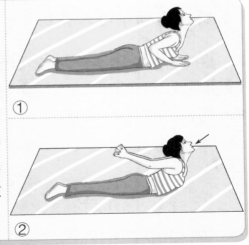

做此练习时，静止保持体位时间越长越好，同时要收紧臀部，绷紧双腿。

桥式有助于生殖系统健康

常练瑜伽桥式，能够锻炼性器官，特别有利于女性性器官的收紧。此外，还可以强壮两腿，强壮腰骶椎和背部；使腹部变得平滑、有力；使臀部变窄并上翘；让身体前侧全部得以伸展。

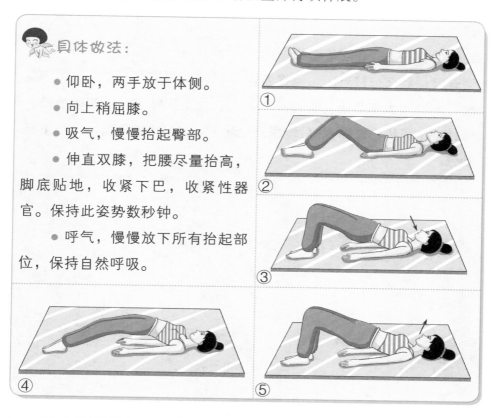

具体做法：

● 仰卧，两手放于体侧。

● 向上稍屈膝。

● 吸气，慢慢抬起臀部。

● 伸直双膝，把腰尽量抬高，脚底贴地，收紧下巴，收紧性器官。保持此姿势数秒钟。

● 呼气，慢慢放下所有抬起部位，保持自然呼吸。

①
②
③
④
⑤

以上练习重复2~3次。腰部尽量抬高，要领是以手掌来支撑全身。忌屈膝太多，若屈膝太多，身体抬离地面时，前侧得不到应有的伸展，许多身体部位也不能得到应有的锻炼。

脊背伸展式可增强身体柔韧性

瑜伽脊背伸展式能够舒展脊部，增强其柔韧性。此外，还可以改善脑部供血，缓解颈椎疲劳、按摩脏器、促进新陈代谢。消除背痛、腰痛、腿痛，驱除体内废气与瘀血。

具体做法：

　　站在离墙约30厘米远的地方，后背冲墙。把臀部靠在墙上，以臀部为轴心向下弯腰，当腹肌参与到这个动作时，膝盖可以稍微弯曲。当脊背得到充分舒展时，慢慢伸直

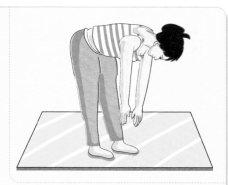

腿，胸部向大腿靠近。停留一小会儿，做个深呼吸，颈部要放松。保持这个姿势1分钟，然后慢慢站立起来。如果手够不着地，也不要勉强。

Part 6

备孕第5阶段：孕前60～30天

　　孕前60～30天，备孕进入倒计时，身体及各个方面的准备工作相对已经比较完善。仔细想想，是否还有一些细节没有注意到。如生活方面，你是否还在熬夜工作，是否还在穿露脐装及漂亮的高跟鞋等；饮食方面，你是否远离了被农药污染的蔬菜，是否还在饮用咖啡。诸多的细节，备孕前你是否都注意并坚持做了。

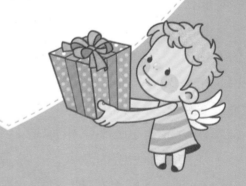

建立有利于怀孕的生活方式

在准备怀孕前的60天里，夫妻双方需要重新梳理自己的生活方式，检查哪些生活方式会给将来的妊娠带来不利的影响，矫正不良的生活和工作习惯，建立适合怀孕的良好生活方式。这些问题看似不起眼，却对未来的妊娠起着关键的作用。

女性孕前熬夜不可取

习惯熬夜的人越来越多了。对于有些人，熬夜已经成为生活方式的一部分，其中不乏年轻女性，而熬夜对女性的排卵周期有着不良影响。因此，想怀孩子的女性朋友，一定要杜绝熬夜。

据报道，经常熬夜的女性出现月经不调的概率是作息规律者的两倍，其痛经、情绪波动的情况也很多。而美国哈佛大学医学院和波士顿布莱根女子医院的专家称，经常上夜班的女性患肿瘤的比例是白班女性的1.5倍；而且上夜班次数越多，风险越大。

女性长期熬夜或者失眠会改变身体原有的生物钟，从而引发机体生命节律发生紊乱。这种紊乱将导致一系列内分泌功能的失调，进而影响女性的排卵周期。一旦排卵周期被打乱，就可能出现月经不规律，随之会使孕激素分泌不平衡。而一些女性高发肿瘤，如子宫肌瘤、子宫内膜病变、乳腺病变等，都与雌、孕激素的分泌异常有着密切关系。

因此，女性能不熬夜尽量避免。实在需要熬夜，白天也尽量把睡眠补回来，同时按需求来调节自身生物钟。如果身体适应了"黑白颠倒"的生活，白天的睡眠质量也可以保证，内分泌恢复正常，对身体的不良影响会相应减少。而且，女性应坚持每3～6个月测一次激素水平，以便发现问题及早处理。

女性要远离性感的丁字裤

提起丁字裤，许多女性认为那只是潮女们的时尚选择，似乎离自己的生活远了点，但随着近年轻薄贴身服饰的盛行，女士内衣的流行趋势也发生了很大的变化，过去被视为另类的丁字裤，现在已经成为内衣市场上的流行焦点。据一项"到底有多少女人爱穿丁字裤"的调查显示：共有44187人参加了此次活动，很喜欢丁字裤并且认为穿着性感也舒服的有20412人，占被调查人数的46.19%；不喜欢、感觉穿着不舒服的有16125人，占被调查人数的36.49%；一般、无所谓的有7650人，占被调查人数的17.32%。由此可见，丁字裤已经俘获了绝大多数时尚女性的心，这也是在很多女性的内衣抽屉中丁字裤占据了主要位置的原因，一些习惯于穿丁字裤的时尚女性，甚至从此不再穿普通内裤。

但是，在获取美丽的同时，由于穿着不当，丁字裤也会给女性健康带来不良影响。丁字裤又称T形裤，就是在会阴等皮肤娇嫩处，只有一条绳子粗的布带，很容易与皮肤发生摩擦，引起局部皮肤充血、红肿、破损、溃疡、感染，久而久之，导致妇科病。

妇科专家指出，保持女性会阴部健康的两个重要因素是清洁和干燥，但很多丁字裤是用化纤材质制成的，纯棉材质的比较少，因此长期穿着这种化纤材质的丁字裤，会阴部位就会因透气性差而产生过敏反应和使细菌入侵，出现无菌性炎症，这对孕育是十分不利的。

因此，孕前女性选择内衣应有所讲究，如材质上要选择透气性好、吸汗、不刺激皮肤的天然纯棉内裤，颜色上尽量选用天然的颜色，如肉色、米色等，越深的颜色对皮肤刺激性越大，因为深颜色都是经过染色处理的。

女性忌穿露脐装

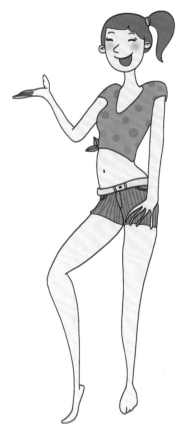

随着社会的进步和传统观念的转变，女性的穿衣原则已日趋大胆，甚至到了无所顾忌的地步。如今各种明快简练、轻松闲适、性感浪漫的吊带背心、露脐装、吊带裙、低腰裤齐刷刷亮相街头，加之新近流行的拒戴胸罩、不穿袜子的风潮，更让一个真真切切毫不掩饰的女性风姿展露无遗，给五彩缤纷的都市平添了一道亮丽的风景线。

当今"露"装中流行最火的则是露脐装。露脐装成了现代年轻女性的专利，尤以腰部纤细、腹部无多余脂肪、肚脐平坦光滑者穿着为佳。一件惹火的露脐装，配上一条低腰剪裁的牛仔裤，走在大街上，自然抢人眼球。

可是，你在扮美的时候可别忘了给小肚子一点点关爱，因为脐部是人体最易受风寒侵袭的部位。

肚脐，中医学为"神阙"穴之所在，是胎儿在孕妇腹中维系生命和提供营养的唯一通道，也是中医调治消化系统、泌尿系统病症和保健的极为重要的穴位。肚脐经常暴露在外，遭受风、寒、湿邪的侵袭，会影响到脾的运化功能，继而出现大便稀、小便次数多、肚子经常痛、手脚凉、痛经、宫寒，甚至不孕等症。

因此，对于准备怀孕的女性来说，为了孕育一个健康聪明的宝宝，可一定要远离露脐装。

女性应远离香水

90后的菲菲是一个比较追求时尚的女性，对香水尤其着迷，一看她那专门用来收集香水的小柜子，就知道她对香水的喜爱程度了。然而，最近令菲菲很沮丧的是，已经结婚2年的她，虽然一直没有采取避孕措施，却始终没有怀上宝宝。后来，到医院一检查，医生说导致其不孕的主要原因可能是长期喷洒香水。

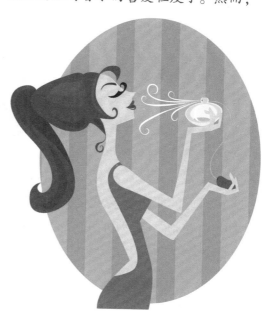

同菲菲一样，女人几乎都喜欢香水，因为香水不仅能显示一个女人的品位，还能营造浪漫情调。尤其是在炎热的夏天，香水还可以驱赶汗臭味，显示女人味。但专家也强调，香水很可能造成女性不孕。因此，对于准备怀孕的女性来说，千万别让香水挡住了宝宝的来路。

为什么香水会导致不孕呢？据专家分析，香水里含有麝香成分，会导致不孕。长期接触麝香是会影响怀孕的，麝香有避孕的作用，而且怀孕后与麝香接触会导致流产。女性如果长期大量使用香水，就会接触大量的麝香，从而影响日后怀孕。尤其是已经怀孕的女性，接触麝香可能会影响胎儿发育，甚至流产。专家还说，有一些女性过分追求干净，使用名贵香水清洗阴道，致使阴道自身保护功能减弱、抵抗力下降，引起妇科炎症，也会在一定程度上引起不孕。

因此，女性朋友最好不要频繁地使用香水，如果要用，也要选择麝香成分较低的香水。对于准备怀孕以及已经怀孕的女性来说，最好远离香水，别让香水挡住了优生之路。

女性要换掉漂亮的高跟鞋

众所周知，少女正处于发育期，生理各方面尚不成熟，尽量少穿高跟鞋。而酝酿着怀孕计划的成熟妈妈，是否可以随意穿高跟鞋呢？为了以后的生育，当然不可以！

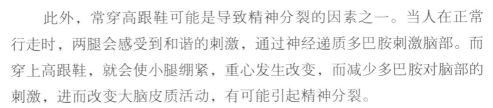

经常穿高跟鞋对人体健康不利，有的甚至会导致不孕。女性穿上高跟鞋后总是脚掌先着地，这就会使骨盆受到更多的压力。而骨盆承受的压力过大后，其附近的肌肉就会退化，子宫的韧带变得松弛，无力托起子宫，很容易导致不孕。

此外，常穿高跟鞋可能是导致精神分裂的因素之一。当人在正常行走时，两腿会感受到和谐的刺激，通过神经递质多巴胺刺激脑部。而穿上高跟鞋，就会使小腿绷紧，重心发生改变，而减少多巴胺对脑部的刺激，进而改变大脑皮质活动，有可能引起精神分裂。

尤其是到了孕期，女性更不宜穿过高的高跟鞋。因为肚子一天天增大、体重增加，身体的重心前移，不仅使站立或行走时腰背部肌肉和双脚的负担加重，还会使身体站立不稳。在步行的过程中，为了保持身体平衡，会自觉地腰椎向前，胸椎往后，使脊柱弯曲度增加，时常感到累上加累，腰酸背痛加剧，不利于身体健康。

当然，高跟鞋也不是绝对不能穿，而是要尽量少穿。在正式场合，一双得体的高跟鞋也是必要的，但通常鞋跟的高度和其对身体的危害成正比。正常鞋跟的高度应该为 2～3 厘米，最高不要超过5厘米，这样可增加足弓弹性，站立时身体更挺拔，行走时也较为轻松有力。

因此，在孕前准备时期，女性要换下不符合标准的高跟鞋，而选择有能支撑身体的宽大后跟、鞋跟的高度在 2 厘米左右、鞋底上有防滑纹的大小合适的鞋子。同时，还要注意选择透气性好、舒适大方的布鞋，以防产生湿气，刺激皮肤，形成脚癣。最好准备两双稍大一点的鞋子，因为怀孕后脚会随着体重的增加发生水肿。注意高跟鞋和便鞋轮换着穿，可以使脚得到适当放松。

男性要远离高温环境

为了生出一个健康聪明的宝宝，备孕期的男性一定要注意工作环境中是否有对孕育不利的因素，如高温环境。

男性睾丸的温度应低于其他身体部位1～1.5℃，这样才会产出正常的精子。精子对温度的要求比较严格，必须在低于体温的条件下才能正常发育，温度过高有可能使精子死亡，或不利于精子生长，甚至会使精子活动下降过多，从而导致不孕。

有实验表明，每天给睾丸局部加温30分钟，只要15～20天时间，即可对睾丸生精过程产生不利影响。高温可导致精子数量减少、精子畸形、存活率低。在现实生活中，男性遇到的高温因素很多，其应该注意远离这些风险因素和环境。尤其是准备要孩子时，应该在妻子怀孕前3个月远离高温环境，以保精子的健康。

因此，男性从事厨师、司机、炼钢、锅炉等工作，或盛夏在户外作业的建筑工人，准备要宝宝前应暂时调换工作岗位，或注意采取保护措施。此外，也不要穿紧身裤，不要洗桑拿浴，不要用过热的水洗澡，也不要使用电热毯。据统计，半数患精子稀少和不育原因未明的男性，都有过阴囊超高温的病症史。

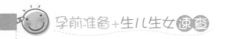

男性不要久坐不动

男性长期保持坐姿，对健康不利。从生理学观点看，坐着会使血液循环变慢，尤其是会阴部的血液循环变慢，导致会阴及前列腺部慢性充血、瘀血。短时间保持坐姿并无大碍，但时间一长，会造成局部代谢产物堆积，前列腺腺管阻塞，腺液排泄不畅，导致慢性前列腺炎的发生。此外，长时间坐着，会使阴囊处在潮湿、密不透风的环境中，容易产生湿疹。久坐加上憋尿还可能造成细菌上行，诱发尿道炎或膀胱炎等感染。

前列腺炎会影响精液的数量及其成分，干扰精子的生存和活动，从而影响男性的生育能力。此外，久坐再加上坐在比较软的沙发或椅子上，更会增加男性不育的概率。由于人的坐姿本来是以坐骨的两个结节作为支撑点的，这时阴囊轻松地悬挂于两大腿间，而坐在沙发或其他软椅上时，原来的支点下沉，整个臀部陷入沙发中，阴囊会被沙发及柔软坐垫的填充物和表面用料包围、压迫，静脉回流不畅，造成血液瘀滞，精索静脉内压力增高，氧和营养物质缺乏，影响代谢产物的清除，从而影响精子的产生和成熟。

因此，在工作中需要经常久坐的男性，最好每隔40分钟左右起来活动一下，活动时间不少于8~10分钟为宜，坐着的时间最长不要超过2小时。而且，椅子的坐垫最好软硬适中，这样可改善血液循环，降低患病概率。

男性不要长时间开车

随着车辆的普及，开车的人越来越多。专家建议，孕前3个月，男性要尽量避免长时间驾驶，而驾驶时不要穿牛仔裤，要穿宽松的裤子，在坐垫上垫有凉席，增加透气性。

专家研究发现，以驾车为职业的男性，其精子数量比其他职业的男性要少，畸形精子比例较高。由于长久驾车过程中会使男性会阴部的睾丸、前列腺紧贴在坐垫上，受到长时间挤压后会缺血、水肿、发炎，影响精子的生成以及前列腺液和精液的正常分泌而导致不育。这种现象，已引起人们的广泛关注。

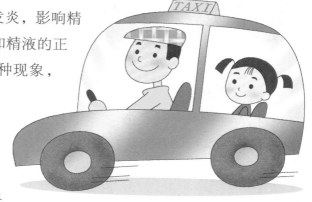

为了优生，经常驾车的男性司机应该时刻注意保护自己。要注意穿着宽松的棉布内裤，保持良好的透气功能；在开车过程中要根据车内温度进行调节，夏天要注意打开空调，保持适宜的温度；如果是长时间驾驶，更应该注意休息与下车活动。

专家小贴士

有研究表明，连续开车2小时就会影响精子质量，这种影响将持续3周左右，与洗桑拿浴等行为是一样的。因此，专家建议开车2小时左右就需要稍微休息，下车活动为好。

进一步做好营养准备工作

离一粒种子待发芽的日子越来越近了，处于备孕的关键时期，你为胎宝宝的顺利降生准备好了吗？用科学的饮食调理身体，避开备孕时的饮食禁忌，为胎宝宝准备一个健康的环境吧！

女性不宜饮用咖啡

对职场女性来说，咖啡存在的意义，不仅仅是小资的享受，还是支撑强大压力的法宝。不少女性甚至处于缺少咖啡就不能顺利工作的状态。但对于备孕女性来说，咖啡可不是什么好东西，因为咖啡对女性健康是弊大于利的，其影响主要有以下几个方面：

★ 常喝咖啡不易受孕

曾经有国外医学专家做过调查，有饮用咖啡习惯的104名妇女，其中约有50名妇女不易受孕。一项最新研究也发现，一天摄入300毫克或多于300毫克咖啡因的妇女，比起少摄入或不摄入咖啡因的妇女要花更长的时间才能怀孕。

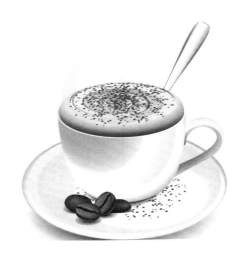

★ 咖啡影响胎儿发育

美国一项实验发现，每天给小白鼠饲喂相当于成人饮12～24杯浓咖啡的量后，妊娠鼠就会生育出畸形的小鼠。为此，研究者以美国食品与药品管理局的名义告诫孕妇：应暂停饮用咖啡。专家建议，备孕女性也要暂停饮用咖啡。

★ 咖啡引起妊娠高血压综合征

妊娠高血压综合征是孕妇特有的一种疾病，患者表现为水肿、高血压和蛋白尿，如不及时防治，可危及母胎安全。据澳大利亚一项研究结果表明，每天只饮几杯咖啡就会升高血压。为此，备孕女性和孕妇不宜饮用咖啡。

除咖啡外，茶、可乐、巧克力、软饮料（包括一些碳酸、无醇饮料）和其他能让你"提神"的饮料中都含有咖啡因。还有一些治疗头痛、感冒、过敏症的药物中也含有咖啡因。不同的咖啡和茶叶中咖啡因的含量也是不同的，这取决于它们的制作方法以及味道的轻重。

专家提醒，如果你长期习惯喝咖啡，现在决定怀孕，想戒掉咖啡的话，要逐渐减少摄入量，直至完全戒掉，以避免由于不适应出现疲劳、头痛等反应。

女性应远离松花蛋等含铅食物

日常生活中，有些人特别喜欢吃松花蛋、爆米花，然而这些都是属于含铅的食物。铅是一种对人体有害的重金属元素，而很多人并不清楚铅的具体危害，更不知道日常生活中到处暗藏这种有毒物质。因为不了解，所以不设防。加之铅中毒往往有一个渐进的过程，不少人中毒而不自知，直至身体出现严重问题，才惊觉早已遭了铅的暗害。

铅对人的神经系统伤害尤其严重。它会使脑内肾上腺素、多巴胺等的含量明显下降，造成神经传导阻滞，从而引起人的记忆力衰退、反应迟钝，甚至造成痴呆和智力障碍等病症。人体内摄入过多的铅，还会直接破坏神经细胞内脱氧核糖核酸的功能，使人面色灰暗、未老先衰。

此外，铅会堵塞体内金属离子代谢的通道，造成低钙、低铁、低锌的情况，并且铅这种物质一旦进入人体，就会终生滞留在体内，在体内累积毒性。

食用了含铅的食物后，食物中的铅就会随着消化道进入人体内，对人体的血液系统、神经系统、消化系统、心脑血管系统、泌尿系统等造成损害。如果孕前女性误食大量含铅的食物，怀孕后身体吸收的铅90%会通过胎盘传输给胎儿，导致胎儿先天性铅中毒，进而影响胎儿的生长发育过程，严重的还会造成畸形、早产、低体重等。通常情况下，骨骼中的铅要经过20年左右的时间才能排除一半，因此铅对于机体器官的损害是终生的。

因此，无论是孕前还是平时，对于一些含铅食品，如爆米花、松花蛋等，要尽量少吃或不吃，以避免其中的铅毒素进入身体后给健康造成终生危害。

女性忌吃的5种食物

既然准备怀孕了，就不能像以前那样，想吃什么就吃什么了，在怀孕前，一些食物还是少吃为妙。

★ 甜　食

甜食含有高脂肪、高热量，吃甜食容易引起体重上升，增加患糖尿病、心血管疾病的概率，同时容易引起蛀牙，对怀孕不利。

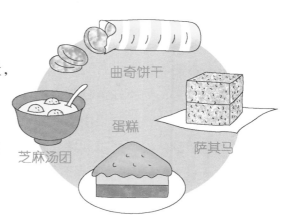

曲奇饼干
蛋糕
芝麻汤团
萨其马

★ 快餐食品

如今"麦当劳"、"肯德基"等一些快餐是很多年轻人常吃的食物之一，但这些食物里含有太多的饱和脂肪酸，容易导致胆固醇过高，危害心脑血管健康；而且多数快餐的调味料都含有大量盐分，对身体极为不利。因此，在怀孕前最好不要吃快餐食品。

★ 方便食品

方便面、火腿肠、卤蛋、榨菜等方便食品，虽然方便、利于保存，但是含有一定的化学物质，作为临时充饥的食品尚可，而作为主食长期食用，易造成营养素缺乏，怀孕前最好忌食这些食物。

★ 微波炉加热的食物

微波炉是日常生活中人们经常用到的家用电器之一，一些人图方便，常用它来加热食物。但经过微波炉加热的食物，易使其营养流失，长期食用这样的食物对身体极为不利，尤其对准备怀孕的女性来说更是如此。

★ 腌制食物

腌制鱼、肉、菜等食物中容易产生亚硝酸盐，食用后在与体内酶的催化作用下，易生成亚硝酸胺类的致癌物质，并能促使人体早衰。因此，备孕女性也最好少吃或不吃。

男性不宜多吃海鲜

海鲜的营养价值很高，很多备孕男女都误以为多吃高营养的海鲜对身体和备孕有帮助，却不知道海鲜吃多了也会导致男性不育。因为，海产品水银会削弱精子活动能力，长期堆积在体内有损健康，男子嗜吃容易导致不育。某资料研究显示：一周吃4次或以上海鲜餐的不育男士，头发的水银含量较能正常生育男士高近四成，较吃素者高出逾14倍。

研究收集了117名有不育问题的男士的头发样本，以及67名生育功能正常和45名吃素者的头发样本，进行水银含量分析，结果发现不育男士头发的水银含量明显较高。

该研究发现，不育男士若每周进食4次或以上鱼、虾及蟹等为主菜的海鲜餐，头发的水银含量达5.38ppm，较正常生育的男士高近四成；研究又发现参与测试的男士，头发的水银含量较女士高六成；吃素者的头发水银含量平均只有0.38ppm，约50%吃素人士的头发则测不出含有水银。

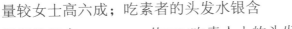

专家指出，水银可影响精子的活动能力及令精子数量降低，故建议有不育问题的男士少吃鱼及水银含量高的海鲜。因为男性精子是相当敏感又脆弱的，来自生活中各种外在或是内在的刺激，都可能降低它的活力，甚至扼杀它的生命力。

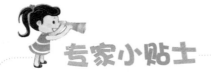

专家小贴士

一般来说，备孕男性不是不可以吃海鲜。可是，在食用海鲜的过程中，一定要注意食用部位，像鱼鳃、内脏、虾螯、贝胆等，由于毒素沉积较集中，是一定不能食用的。

男性不宜多吃的5种食物

备孕期间女性的饮食需要关注，备孕男性的饮食也是至关重要的，这关乎准爸爸们的"孕力"。特别是对于一些有不良饮食习惯的备孕男性们，可要好好改掉自己的坏习惯，如改掉不吃蔬菜的习惯，或者减少吸烟等。另外，在备孕期间，有5种食物男性应尽量不要碰。

葵瓜子

葵瓜子的蛋白质部分含有抑制睾丸成分，能引起睾丸萎缩，影响正常生育功能，备孕男性不宜多食。

大蒜

大蒜有明显的杀灭精子的作用，备孕男性如食用过多，对生育有着不利的影响，故不宜多食。

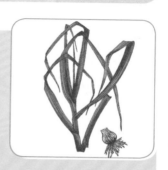

芹菜

芹菜有抑制精子生成的作用，从而使精子数量下降，出现阳痿不举。常吃芹菜可致男性精子数量减少，但停吃16周后，又可恢复到正常精子量。

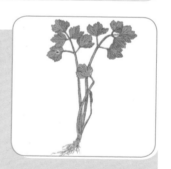

大豆和啤酒

精子在与卵子接触时会释放出某些物质突破卵子的外层薄膜，钻进卵子使其受精。大豆、啤酒中含有仿荷尔蒙化学物质，试验显示，精子只要接触到极少量这类化学物质，就会太早消耗能量，使精子与卵子的结合率下降。

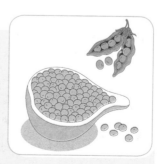

饮食要剔除蔬果残留农药

孕前多吃新鲜水果和蔬菜，这是很多妇产医生所提倡的，但现在市面上的蔬果多数都有残余农药，长期食用毒素会在体内积累，对身体极为不利，而且还有损"孕"力。因此，食用前一定要彻底剔除农药残留。下面就来介绍几种剔除农药的方法。

削皮法 一些带皮的蔬果，如土豆、冬瓜、山药、猕猴桃、芒果等，在食用前，可先用清水清洗，用干净纸巾拭干，再将其削皮。这样削皮时才不会让污秽或脏水污染到可食用部分，而且也不会残留农药。

储藏法 对于一些不易腐烂的蔬果，如南瓜、胡萝卜、芋头、土豆、洋葱、圆白菜、山药、红薯、白萝卜、番茄、菠萝等，可先买回存放几天，这样植物体内原本含有的天然酵素，会将残留的农药逐步分解掉。一般存放1～2天即可，但要注意切忌放入冰箱。

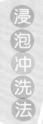

浸泡冲洗法 对于一些带叶的蔬菜，如白菜、菠菜、生菜等，可先将其择净，再放入清水中，加少许食盐，浸泡10～15分钟，然后清水冲洗第二遍。既可剔除叶片上残余农药，还能驱除菜叶上细小虫卵或污秽。

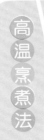

高温烹煮法 农药属于有机化合物，高温会造成其分解，所以烹煮愈久，农药也会分解愈多。如像芦笋、竹笋、玉米、毛豆等可在清洗后，放入锅中，以沸水煮5～10分钟，烹煮时，锅盖要掀开，农药遇热分解，溶于热水，随着水蒸气往上挥发掉。煮后，捞出，再进行进一步加工，所剩的菜汤要及时倒掉。

切除法

喷洒农药时，农药往往会顺着其叶柄汇集在食物根蒂处，因此，对于一些带有根蒂的蔬果，可将根蒂处切除，再仔细清洗其他部分。如青椒、番茄、韭菜、香菜、芹菜等。

清洁剂刷洗法

对于一些连皮食用的蔬果，如苦瓜、黄瓜、杨桃、番茄、樱桃、茄子、莲藕等，最好用天然清洁剂（茶籽粉、牙膏、天然橘精清洁剂），采用软毛刷蘸清洁剂，仔细刷洗蔬果表面，再用大量清水冲洗干净，再食用。

女性优生食谱推荐

优生优育是每个计划要孩子的家庭的目标，实现目标的关键就是营养补充，这不仅仅是对孕妇的要求，也是处于备孕期间女性的任务。下面推荐几款关于备孕女性的优生食谱。

牛奶洋葱汤

【原料】鲜牛奶300毫升，洋葱1个，橄榄油、精盐各适量。

【做法】①洋葱去蒂切丝，用橄榄油炒香，加水以小火慢熬。②待洋葱软烂后，加入鲜牛奶煮沸，加精盐调味即可。

【功效】本品中橄榄油富含单不饱和脂肪酸，有抗氧化作用，并能改善各种系统功能，将备孕女性的身体调节至最佳状态。

芦笋蛤蜊饭

【原料】芦笋6根，蛤蜊150克，海苔丝、姜丝、粳米、红酒、醋、白糖、精盐、香油各适量。

【做法】①将芦笋洗净，切成2～3厘米段；蛤蜊泡水，吐净沙备用。②粳米洗净放入电饭煲，加入适量清水，再加入姜丝、红酒、醋、白糖、精盐拌匀，再把芦笋铺在上面一起煮熟。③煮开一锅水，放入蛤蜊，等蛤蜊的口打开后，即可熄火，用筷子将蛤蜊肉取出备用。④把煮好的蛤蜊以及海苔丝加入芦笋饭中，加入香油，用饭匙由下往上轻轻拌匀，即可食用。

【功效】芦笋含有丰富的叶酸和膳食纤维，是孕前补充叶酸的佳品，有益于日后胎宝宝的健康发育，还能促进备孕女性的新陈代谢，预防便秘。

鲜橙汁

【原料】鲜橙1个，白糖适量。

【做法】①鲜橙去皮，切小块，放入锅中加白糖浸渍4小时，然后用榨汁机榨汁。②饮用前可根据个人口味，加水和白糖调味。

【功效】橙子是富含维生素C的天然抗氧化剂，具有强效的抗氧化功能，同时也是清洁身体和增强能量的佳品，可帮助备孕女性消除身体炎症，促进细胞再生。

鲜奶木瓜炖雪梨

【原料】鲜牛奶250毫升，雪梨、木瓜各100克，蜂蜜适量。

【做法】①雪梨、木瓜分别用水洗净，去皮、核（瓤），切块。②将雪梨、木瓜块放入炖盅内，加入鲜牛奶、清水，先用大火烧开，盖好盖，改用小火炖30分钟，至雪梨、木瓜软烂时，加入蜂蜜调味即可。

【功效】鲜奶和木瓜同食，营养全面，配以滋润的雪梨，不但可以增强备孕女性身体素质，而且还能预防妊娠斑的出现，同时清新的味道也会让人心情舒畅。

男性优生食谱推荐

合理选择食物和良好的饮食习惯对想当爸爸的男性有百利而无一弊。下面推荐几款关于备孕男性的优生食谱。

🍲 羊肉山药汤

【原料】羊肉300克，山药30克，料酒、葱白、精盐、姜片各适量。

【做法】①羊肉洗净，略划几刀，入沸水中汆去血水；山药洗净，去皮，切段。②羊肉、山药放入锅内，加适量水及葱白、姜片、料酒，烧沸撇去浮沫后用小火煮至羊肉酥烂，捞出切片装入碗内，再将原汤除去葱白、姜片，加精盐调味后连同山药倒入碗内即可。

【功效】此汤浓郁香醇，口感极佳。备孕男性食用具有温补肾阳、通便强身的作用。

🍲 里脊菱肉

【原料】猪里脊肉100克，鲜菱角500克，淀粉、食用油、精盐、葱花、料酒各适量。

【做法】①将菱角切片，里脊肉切片，用料酒、精盐、淀粉略腌渍。②锅置火上加入食用油，待油至六成热的时候倒入里脊肉炒匀出锅。③然后放油炒菱角片，稍后倒入里脊肉、料酒、葱花、精盐炒匀，再用水淀粉勾芡即可。

【功效】此菜营养丰富，可以强身健体。菜肴中的菱角有益气健脾的功效，可以增强人体对营养物质的消化吸收能力。男性食用有益于优生。

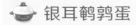 炝胡萝卜丝

【原料】胡萝卜200克，香醋、精盐、麻油各适量。

【做法】①胡萝卜切去缨和根须，洗净，刮去表皮上的粗皮，用凉开水漂后切成细丝，放入碗中，撒上盐腌渍。②另取碗1只，放入香醋，浇在胡萝卜丝上，再淋上麻油即可。

【功效】胡萝卜能提供丰富的可转变成维生素A的胡萝卜素及膳食纤维，对备孕男性有很好的食疗效果，可以增强精子活力，提高受孕概率。

银耳鹌鹑蛋

【原料】银耳15克，鹌鹑蛋4枚，冰糖适量。

【做法】①将银耳泡发，放入碗中加清水上锅蒸熟；将鹌鹑蛋煮熟剥皮。②沙锅中放入冰糖和水，煮开后，放入银耳、鹌鹑蛋，稍煮即可。

【功效】银耳中的维生素A和维生素D能防止钙的流失，对生长发育十分有益。对于备孕男性来说是养精蓄锐的补养佳品。

孕前这些运动要坚持做

> 孕前加强运动不可懈怠，如继续坚持散步、跳绳、走猫步、练贴墙功、练排毒操等，不仅可以健身、防治疾病，还对孕育有利。

天天散步，不用进药铺

散步就是指不拘形式地从容踱步，闲散和缓的行走。散步可使全身关节筋骨得到适度的运动，加之不受年龄、性别、体质及场地的条件限制，随时随地都可以进行，还可以在轻松自如的状态下，促使气血流通、经络畅达，利关节而养筋骨，畅神志而益五脏。因此，散步不仅可以健身，还可以治疗疾病，是孕前夫妻最适合的运动方式。

★ 选择散步时间

散步的时间可选择在清晨、饭后或睡前。早晨太阳升起后是散步的良好时机。清晨散步时要注意天气变化，适当增减衣服；同时，不要在车辆、行人拥挤的交通要道上散步，因为噪声和汽车尾气污染比较严重，对健康不利，最好到

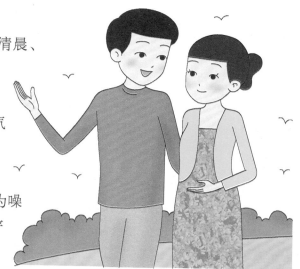

空气清新、四周宁静的林荫小道或公园里散步，可以使人神清气爽。饭后散步可健脾消食，行走中以手摩腹，则可增加其效果。睡前散步，环境宜安静，以使心神宁静，产生怡悦舒适的感觉。入睡困难者，可以快速步行走15分钟左右，而对情绪尚在兴奋之中的人，则以慢步为佳。久而久之，可起到较好的安神作用。

此外，春季也是散步的好时节，春天是百花争艳之季节，人也应随春生之势而动。春季之清晨进行散步是适应时令的最好养生法。衣着要宽松保暖，步履要和缓有序，情绪要畅达。

⭐ 散步的要领

散步时宜从容和缓，不宜匆忙，更不宜使琐事充满头脑，这样才能使大脑解除疲劳、益智养神。同时要保持悠闲的情绪，愉快的心情不仅可以提高散步的兴致，也是散步养生的一个重要条件。散步的速度可采取缓步、快步，也可采取逍遥步。缓步是指步履缓慢，行走稳健，每分钟行60～70步。可使人稳定情绪、解除疲劳，也有健脾胃、助消化的功效。散步时，还可以配合擦双手、揉腹、抓头皮、捶打腰背、拍打全身等活动，以增强健身效果。快步是指步履速度稍快的行走，每分钟行120步左右。由于这种散步方式比较轻快，久而久之，可振奋精神、兴奋大脑，使下肢矫健有力。

需要说明的是，快步不等于急行，只是比缓步稍稍轻快而已，速度太快也不相宜。除此之外，还有一种被称为逍遥步的锻炼方法，所谓逍遥步，是指散步时且走且停，且快且慢。行走一段距离后，停下来稍事休息，继而再走或快步走一段，再缓步行一程。根据自己的体力情况，量力而行。因其自由随便，故称之为逍遥步。散步要根据体力，循序渐进、量力而行。做到形劳而不倦，勿令气乏喘吁。

总之，散步健身最关键的一步就是持之以恒。久而久之，方可显出其保健功效，三五天、七八天就能奏效的想法是不切实际的。如果孕前夫妻双方坚持散步，以悠闲的情绪愉快地健身，就能为健康受孕提供良好的条件。

坚持跳绳，练就健康体态

跳绳是一种非常灵活的运动方式，不受年龄、季节、地点等条件的限制，是受大家喜欢的运动。孕前夫妻常做跳绳运动，虽然对生育没有直接影响，但它可以提高身体素质，练就健康的体态。

初次练习跳绳，应循序渐进。开始时，可先跳1～2分钟后，做些放松运动，休息一会儿，再继续跳1～2分钟，然后可再休息一会儿。3天后可连续跳5分钟，1个月后可连续跳上10分钟。

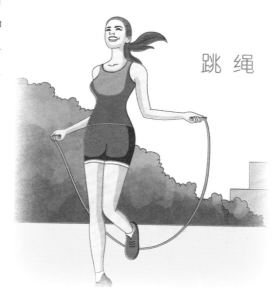

跳绳

跳绳时要注意速度，一开始速度可稍微慢点，每分钟100次左右，慢慢地，速度可提高到每分钟120次左右。跳绳时应穿质地软、重量轻的运动鞋，并选择软硬适中的场地，切莫在硬水泥地上跳绳，落地时避免脚跟着地，防止脚踝、膝关节受伤。

孕前夫妻双方都坚持跳绳，会使身体健康、心情舒畅，还有利于夫妻的感情和谐，对孕育十分有利。

常走猫步，有助于生殖健康

猫步又称台步，指时装模特在进行时装表演时所使用的一种程式化的步子。行进时左右脚轮番踩到两脚间中线的位置，或把左脚踩得中线偏右一点，右脚踩得中线偏左一点，并产生一种韵律美。猫步是时装模特儿的一种经典步法，据说猫也是这样走的，所以就有了这样一个名字。不过现在可不是只有模特们才走猫步了，一些关注健康的人们也开始对这种步法情有独钟。猫步除了能增强体质、缓解心理压力外，其姿势上形成了一定幅度的扭胯，这对人体会阴部能起到一定程度的挤压和按摩的作用。

中医学认为，人体会阴部的会阴穴是任、督二脉的交汇之点。走猫步或按压此穴不仅有利于泌尿系统的保健，而且有利于整个机体的祛病强身。肾虚了，每天抽出一定时间走走"猫步"，能补充肾经中经气的不足，有助于打通肾经，维护肾脏健康。肾脏的功能增强，肾精充足，肾虚引发的诸如早泄、遗尿、性功能障碍等症就能一一得到解决。

走猫步的时候，先迈半只脚长及一只脚长即可，迈出腿落步时状如稍息，完全虚无，重心在支撑腿，而后随着自己的胯和腿部肌肉的细微变化，将重心慢慢移至迈出腿。重心前移，后腿送几分，前腿接几分。前腿一直保持松弛的状态，即使前腿成弓步。那么，多长时间走一步呢？刚开始练的时候，一分钟左右或更长，仔细体会每块肌肉、关节的细微变化，待自己很熟悉了，自然时间用得就少了。

就其功效来看，男性经常走猫步，既强壮了肾，又有助于生殖系统的健康，增强性功能，使夫妻之间的性生活和谐。而女性常走猫步，则可以减轻盆腔的充血，缓解腹部下坠感和疼痛感，有强肾健身的作用。

此外，每天做收腹提肛也是提高性功能的好方法之一，对耻骨尾骨肌的锻炼非常有效，同时还可以减少盆腔的充血。

常练排毒操，有助于肠胃蠕动

肠道是人体最大的排毒器官，人在出生后不久，就会有各式各样的细菌在人体的肠胃内安家落户。研究表明，仅成年人肠道内的细菌大约就有上百种。因此，肠胃排毒是机体运动排毒的关键。下面简单介绍几种有助于肠胃蠕动的排毒操。

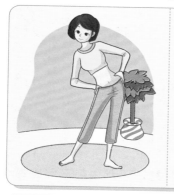

 转体

保持自然站立姿势，双脚分开，与肩同宽，双手放在腰间。吐气，上半身尽量向左后方转动，至极限位置；再吸气，还原姿势。重复10～20次，反方向再练习一遍。注意转动身体时双脚不能来回转动。

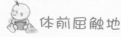 **体前屈触地**

自然站立，挺胸收腹，双脚尽量向两侧分开。吸气，弯腰并用左手指尖触及左脚附近的地面，直到极限位置，使腰部赘肉有受压迫之感，然后恢复站立姿势。重复10～15次后，换反方向继续进行。

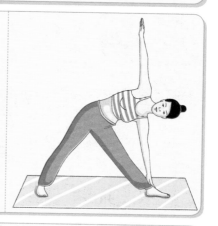

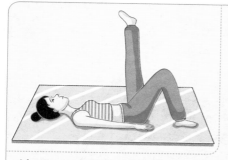

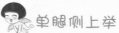 **单腿侧上举**

仰卧，右腿屈膝，脚掌撑地。将左脚尖绷紧，并直腿向上举起。吸气，慢慢将右腿向外侧展开，感觉大腿内侧肌肉用力收紧。停留5～10秒钟后，呼气还原。左右腿交替进行，重复10次。

四肢着地侧抬腿

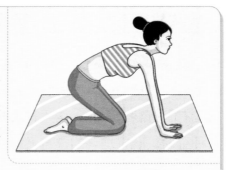

双手与两膝盖着地，与爬行姿势相仿。将左腿缓缓向外伸，膝关节自然弯曲，抬高至与地面平行位置。然后慢慢收回，来回做20次，再换右腿，同样的动作也做20次。如此反复，两条腿交换4次，以后可以慢慢增加交换次数。

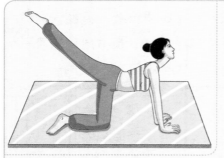

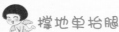

撑地单抬腿

站立，俯身，以双手与左腿支撑身体，右腿缓缓抬至与身体成直线位置，调整呼吸，再将右小腿往里弯，注意感觉大腿后部肌肉用力收紧，保持这个姿势5～10秒钟后还原。

侧卧抬腿

侧卧，用右手支起头部，左手自然放在身上，双腿伸直，脚尖绷紧。然后将左腿缓缓向上抬起，至体侧最高位置，再缓缓放下，重复10～20次，换反方向做同样的动作。

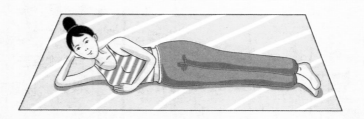

关注不宜或慎重怀孕的情况

怀孕，对准妈妈来说是一种幸福，孕育的小生命是她和她的家庭未来的希望。因此，对于准爸爸准妈妈是一件大事。可当身体条件不能适应怀孕的人怀孕了，怀孕就将变成一场灾难，会造成母体、胎儿的损伤，严重的可危及母子生命。为避免这些不良情况发生，有必要把暂时不宜怀孕的情况向大家作介绍，以免意外受孕而结下"苦果"。

旅行途中不宜怀孕

结婚是人生的一件大事，每个人都希望自己的婚礼能留下美好的回忆。随着时代的变迁，21世纪的今天，婚礼不再以铺张排场的婚宴为代表，而是呈现着个性化与多元化。跳出传统婚宴，选择轻松、浪漫的旅游结婚，成了时下年轻人的时尚选择。一张结婚证，一次浪漫而新奇的旅行，谱写着一首首新时代的结婚奏鸣曲。但值得注意的是，新婚旅行途中不宜受孕。

据国外医学界报道，他们调查了200对旅游结婚而途中又没有采取避孕措施的新婚夫妇，发现有20%的人发生先兆流产，有10%以上的人继发不孕，有8%的人还患有其他疾病。究其原因，多为旅游途中受孕，因常常早出晚归，长途乘车，有时还要跋山涉水，生活没有规律，食宿无保证，休息、睡眠不充足，身体疲惫困倦；同时，外出卫生条件较差、新婚后较频的性生活等一系列不良因素，对刚发育的胎儿的刺激，致使女性发生先兆流产。

由此可见，旅行途中，可使夫妻在大自然旖旎风光中心旷神怡，饱览祖国山河的壮丽景色，其乐无穷，但是，必须时刻注意旅途中的卫生保健。为了妻子的身体健康和婚后的生活美满幸福，医学界建议，在旅途中，最好避免受孕。一旦发现在旅途中怀孕了，则应及时返回家中，以免产生连锁反应而带来不良后果。

饮酒后不宜怀孕

如果父母在受孕日喝大量的酒，而且酒醉后性生活，血液内酒精（乙醇）浓度高，会影响精子、卵子的质量及受孕时的体内环境，造成精子、卵子染色体突变，生育出低能儿、畸形儿的概率会增加，或造成早期流产等。

有人认为，酒精在体内代谢很快，2～3天后就可排出，因此醉酒后2～3天受孕，不会发生胎儿畸形。实际上，酒精对生殖细胞的毒害作用，不会随酒精代谢物的排出而消失，只有当受损的生殖细胞被吸收或排出后，才可能避免胎儿畸形的形成。而卵子从初级卵细胞到成熟卵子约需14天。因此，女性醉酒后最好20天后再受孕。

对于男性来说，其醉酒后可使20%的精子发育不全或游动能力差。这种精子如果和卵子相遇而形成受精卵，发育形成的胎儿就有可能是不健康的。因此，男性醉酒后则要80天后再考虑受孕，因为男性从精原细胞发育到成熟具有受精能力的精子需80天左右。

因此，准备受孕的夫妇一定要做好受孕计划，在准备受孕期间避免一切不良因素的影响，建立良好的生活习惯及健康的生活行为。如果不慎酒后受孕，那么要做胎儿质量的筛查，如怀孕14～20

周先天愚型筛查，20～24周系统B超检查，如唐氏筛查高危，或年龄大于、等于35岁，最好在妊娠中期做羊膜腔穿刺，取羊水做胎儿染色体检查。

炎热和严寒季节不适合受孕

炎热的夏季不宜受孕，因为夏天大量散热出汗会消耗一些营养物质，而很多人在这个季节食欲减退、消化力减弱，会妨碍营养的摄入，孕妇有妊娠反应，营养摄入量就更少，这些都不利于胎儿的生长发育，尤其是不能满足胎儿脑细胞生长发育的需要。因此，新婚夫妇若不想过早生育，最好错过炎热的夏季，暂时采取避孕措施。

有关资料显示，严寒的冬季也不适合受孕。因为在怀孕头3个月，正是胎儿心、脑、肝、肾等重要器官分化和形成的关键时期，如果怀孕早期在冬季，由于室内空气污染严重，胎儿是缺陷儿的相对风险明显高于其他季节。怀孕后，紧接着又到了春季，温度逐渐升高，有利于各类病毒的繁殖和生长，使病毒性疾病明显增加并常常造成流行。此外，春季天气多变，容易受凉，故使孕妇感染病毒的机会增多。因此，严寒的冬季也不宜受孕。

身体疲劳时不宜怀孕

随着生活节奏的加快和压力的增大，现代人经常处于一种疲劳的状态。时间长了，不仅会导致免疫能力下降，使人容易患上各种疾病，还会影响到人的性能力。长期疲劳对性功能的不良影响主要表现为性欲减退、性唤起困难、勃起功能障碍（ED）和射精过快等，这显然对优生不利。

专家研究证明，现代生活方式大大恶化了男子的生殖能力。与20世纪60年代相比，男子精子的质量已成降低趋势。造成这种情况的原因与身体疲劳有关。会引起疲劳的现代生活因素很多，如连续的夜班、长途旅行、沉迷于夜生活、过度的体力劳动、剧烈的体育运动、摆宴席招待较多的客人、陪坐久久不散的宴席、激烈的争吵与生气、过于集中并持久的脑力劳动、频繁的性交等。

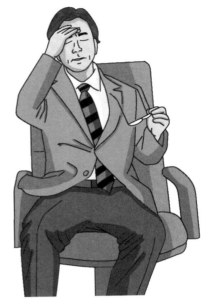

因此，在过度疲倦的情况下是不宜过性生活的，尤其是以受孕为目的的性生活更为不宜。否则不仅有害于自己的身体健康，也不利于优生优育。鉴于此，也就要求男女双方在备孕前，从事各种劳动要适度，注意充分休息，绝不能搞得精疲力竭之后，再去过以受孕为目的的性生活。

夫妻情绪压抑时不宜怀孕

刘娜是一个知识型的女性，丈夫是一个事业型的人，他们做事都比较有计划，25岁结婚后，经过几年的奋斗，他们拥有了别人美慕的房子和车子。然而，美中不足的是他们想要个孩子，一开始总也怀不上，检查双方生殖系统都没有问题，各种各样的方法试了不少，刘娜的肚子依然没有任何动静。夫妻俩很郁闷，情绪很低落，好不容易怀孕了，又不知道怎么回事流产了。

现代医学研究发现，人一旦处于焦虑抑郁和有沉重思想负担的精神状态，不仅会影响精子或卵子的质量，即使受孕后也会因情绪的刺激而影响母体的激素分泌，使胎儿不安、躁动，影响生长发育，甚至于流产。

此外，长期处于情绪压抑状态，有可能导致不孕。英国生育研究中心最近一项调查资料显示，在不育夫妇中，能够查明不孕不育原因的大约占50.21%。研究还发现，在原因不明的不孕不育夫妇中，有相当比例源于负性情绪的影响，负性情绪是引起不孕不育的重要原因。因为人大脑中产生情绪的区域与生殖系统是相连的，负性情绪会干扰激素（荷尔蒙）的活动，进而影响正常的排卵。情绪因素会影响人体的性腺轴，即下丘脑、垂体、卵巢这个性腺轴，下丘脑分泌的两个重要的激素，即促卵泡生成素和促黄体生成素，如果情绪紧张的话，其就会不正常，就会影响雌激素、孕激素、雄性激素的分泌，这样就会导致排卵不规律，就会造成不孕。

因此，当小家庭发生不愉快的事情、夫妻情绪压抑时，最好还是暂时避免受孕。

流产或宫外孕6个月内忌怀孕

怀孕是女人一生中最重要的事情，不能草率地开始，如果不做好避孕措施，一场欢娱之后，就会不小心怀孕，但又不是最好的时机，那么只能选择人工流产了。人工流产作为一种人为的中止妊娠手段，可干扰正常妊娠带给母体的一系列生理变化，女性的身体和心理都会受到不同程度的损害，特别是生殖系统。

一个和子宫血肉相连的小生命被冰冷的手术刀刮掉，不仅损伤娇嫩的阴道、脆弱的子宫，而且会使未来的胚胎没有一个健康的温床，很容易造成终身不孕，还会诱发乳房疼痛，使女人最柔软的地方危机四伏，以致整个身体变得脆弱单薄，失去抵抗疾病的能力。而且，流产以后，子宫等生殖器官需要一定时间的恢复和调整，如在短时间内再怀孕，由于子宫恢复不良，则很容易出现自然流产、胎儿发育不良、早产、胎膜早破等并发症。可见，人工流产是导致宫内环境恶劣的罪魁祸首，尤其是当女人流产3次以上，会使孕育宝宝的"土壤"变得越来越"贫瘠"，很容易变成习惯性流产体质，也就是说小小的胚胎再也无法安稳地着陆了。

因此，人工流产后最好要等1年后再怀孕为好，但如果有特殊情况，至少也要等待6个月后再怀孕。

同样，宫外孕女性治愈6个月内也不宜怀孕。正常情况下，受精卵会由输卵管迁移到子宫腔，然后安家落户，慢慢发育成胎宝宝。但是，由于种种原因，受精卵在迁移的过程中出了岔子，没有到达子宫，而是在别的地方停留下来，这就成了宫外孕，医学术语又叫异位妊娠。90%以上的宫外孕发生在输卵管。这样的受精卵不但不能发育成正常胎宝宝，还会像定时炸弹一样给孕妇带来危险。

医学专家认为，尽管宫外孕在发病时十分危急，但在及时有效进行治疗后，很多女性仍可以再次怀孕。而有些夫妻求子心切，常常会在宫外孕治愈后不久便又匆匆地怀孕。这样会很危险，如果输卵管没有完全疏通，则有可能再次引发宫外孕。资料显示，重复宫外孕发生率可达到15%左右。所以，发生过宫外孕的女性，在彻底治愈后一定要坚持避孕一段时间，千万不要急于怀孕。最好在治愈后6个月再怀孕。还要注意受孕前应经过医生检查，待确认一切正常后方可取消避孕措施，考虑再次怀孕。

专家小贴士

人工流产后要采取有效的避孕措施，若不想再生育，可放置节育环，注射避孕针，皮下埋药，口服避孕药，工具避孕或行绝育手术。再想生育，应在术后3~6个月做好避孕工作，同时注意身体、精神各方面的调养，为再次受孕做好准备。

剖宫产后间隔2年再怀孕

如果第一次剖宫产做的是子宫横切口，且无手术并发症，术后恢复良好，想要再次怀孕，医生建议最好间隔2年以上。如果剖宫产后1年内再次妊娠，其子宫瘢痕破裂可能性很大，即使不足月分娩，或在怀孕早期做人工流产术，都存在着子宫瘢痕破裂的危险性。因此，在剖宫产手术后1年内应坚持避孕，切忌再次怀孕以防不测。

如果再次怀孕没有新的产科指征出现，在具备良好的医疗设备，且有专职医师的密切观察和连续监护时，则可以试行自然分娩；但危险性依然存在，孕期内原有子宫瘢痕可能自发破裂或因分娩时产力过强而破裂。因此，通常情况下，第一次采用剖宫产的女性，第二次怀孕一般必须实行剖宫产。

夫妻血型不合要谨慎怀孕

据研究，血型系统有数种，在孕期造成母儿血型不合、发生新生儿溶血，其主要原因是由于ABO及Rh血型系统不合所引起。

所谓ABO血型不合是指准妈妈的血型为"O"型，丈夫为"A"或"B"或"AB"型血型，所怀的胎儿是"A"或"AB"或"B"型，当孕妇体内有抗体"A"或抗体"B"存在时，抗体可以通过胎盘进入胎儿，使胎儿的"A"或"B"或"AB"型的血细胞受到破坏，发生新生儿溶血。ABO血型不合的发生率仅有20%，而真正发生新生儿溶血的仅在5%以下，即使发生也较轻。

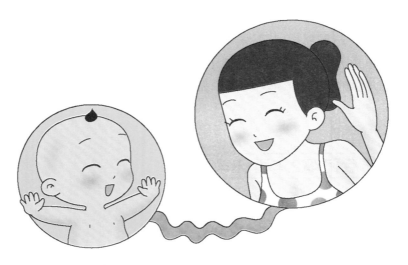

Rh血型系统是指准妈妈血型为Rh（－），而丈夫及孩子均为Rh（＋），这样准妈妈体内抗体Rh的抗体进入胎儿体内可引起Rh血型不合的溶血，这种血型不合的溶血，一旦发生，情况比较严重，但第1次怀孕不会发生溶血。

因此，有ABO血型不合可能者，孕前要查女方体内抗体"A"、抗体"B"的情况，如果没有抗体，或抗体效价不高，可以妊娠。而Rh血型不同者，第1次妊娠可以，如果既往有过流产或生过孩子，一定要查女方体内Rh抗体，如果抗体（＋）且效价较高，就不应该妊娠，否则容易导致死胎，而且发生新生儿严重溶血的可能性比较大。

Part 7

备孕第6阶段：孕前30天到怀孕

　　备孕进行到孕前30天，已进入冲刺阶段。在这一段时间里，夫妻一定要将身心调整到理想状态，随时准备让温柔多情的优质卵子与活力四射的优质精子真情相拥，从而完成受精过程，让受精卵在子宫中安营扎寨，进而慢慢发育成健康胎宝宝，直到最终被成功娩出。

　　因此，孕前30天里，夫妻应放松心情，继续建立有利于怀孕的生活方式，加强孕前营养调整与储备，做好心理与物质准备，杜绝一切对孕育不利的因素，在排卵期内，选择最宜受孕的性爱方式及宜受孕的黄金时刻，开始自己的幸福孕育历程。

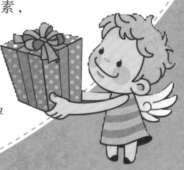

建立有利于怀孕的生活方式

孕前30天，如果你是职场男女，那么此时不宜经常出差，办公室女性忌久坐不动，夫妻俩没事也不要经常逛商场等，调整孕前种种生活方式，随时准备受孕。

清洁牙齿为好孕做准备

孕妇怀孕期间胃口大开，吃得多且又是高糖、高热量的饮食，若偷懒而导致口腔清洁不够的话，细菌获得了大量营养自然繁殖，再加上孕期内分泌的变化，怀孕会使原有的牙周病、烂牙等口腔疾病加重。患牙周病的孕妇更易发生早产，有数据显示，患有牙周病的孕妇胎儿早产概率是正常孕妇的4～7倍。

在孕前期和孕后期是不适宜做口腔治疗的，尤其是孕前期，而孕后期非必要也不治疗。专家指出，每个时期牙科处理原则不同：怀孕前3个月，一般不建议做口腔治疗，更不能拔牙、不能照X光片，因孕期前3个月很关键，尤其是做了保胎和习惯性流产的人更不能受精神和身体的刺激；孕后期要防止早产，一般也尽量避免口腔治疗。不过，碰到急性牙髓炎或急性牙周炎这些痛起来要人命的牙病，一旦发生只可以做一些简单处理，局部麻醉下引流，生完孩子后，再做一些程序化的细致处理。

为了避免孕期遇到牙齿问题，专家称孕前的口腔检查和保健，可保证怀孕期间口腔状态健康，如洗一次牙，把该补的牙补了，把该拔的残根残冠拔掉，把缺失的牙齿修复好，牙缝大的人还要使用牙缝刷，把牙齿清洁得干干净净。做好了这些工作，一般整个孕期都不会有牙病来捣乱。

夫妻没事最好少逛商场

处于孕前准备期的夫妻尤其是妻子，没事最好少逛拥挤的大商场。许多人有这样的经验，进入大型百货商场后不久，便出现头痛、眩晕、恶心欲呕、胸闷气急、心跳心慌等一系列不适症状。这就是"百货商场综合征"。

形成这种综合征的原因与百货商场中的环境污染有关。我国不少大城市的卫生、环境部门对大型商场环境的监测表明，不少商场空气流通不畅，首先表现为空气含菌量大。据有关测试，位于市中心区的大型商场在普通的营业日，开门后1小时，空气中的细菌含量即高于大门外45%以上，3小时达70%以上，9小时后达120%以上。在双休日，相应时段的含量还要增加30%以上。其次是悬浮颗粒浓度超过规定限度。位于市中心区的大型商场在普通的营业日，开门后1小时，空气中的悬浮颗粒浓度高于大门外60%以上，3小时后达230%以上，9小时后达9倍以上。在双休日，相应时段的含量还要增加25%以上。而悬浮颗粒物中存在不少对人体有害的物质，它们可引起呼吸道疾病。再次是大型商场的二氧化碳浓度高，最高时可比室外高3倍以上，过多的二氧化碳可使人血压升高、头晕脑涨。

除上述之外，商场内陈列的大量衣服、织物、塑料制品、化妆用品、机油、皮鞋油、颜料，以及各种清洁剂、洗涤剂等化学产品等，其分子逸散物都可能导致有过敏体质的人发生过敏反应，这显然不利于怀孕。

因此，夫妻孕前应减少去大型商场的次数。在不得不去的时候，一定要减少在商场逗留的时间。

夫妻忌长期赖床贪睡

对于上班族男女来说，一到周末就会赖在床上不想起床，好多都是早饭不吃，一睡就睡到10时，总想着难得有休息日，要好好睡个够。但医学专家指出，长期赖床有损健康，久睡则会睡出毛病。

肌肉乏力　长期赖床，会影响肌肉的张力。因为机体经过一夜的休息，早晨肌肉和骨关节通常变得较为松弛。赖床的人，因肌肉组织错过了活动良机，起床后时常会感到腿软、腰骶不适、肢体无力。如果醒后立即起床活动，一方面可使肌肉组织张力提高，另一方面可将夜晚堆积在肌肉中的代谢产物排出，这样有利于肌肉纤维增粗变韧。

越睡越困　生理学家研究发现，人在睡眠时呼吸变慢，血液中二氧化碳含量增多。如果每天睡十几个小时，血液中积蓄的二氧化碳就会变成人体内的麻醉剂，使人昏昏沉沉，这就是很多女性为什么越睡越想睡的原因。同时，睡眠时间过长，还会使人的大脑皮质因为抑制过久而降低兴奋性，导致反应迟钝、记忆力下降。此外，由于睡眠时基础代谢降低，多余的热量会转变成脂肪蓄积在体内，从而导致人体发胖。

室内空气污染严重　卧室的空气早晨最污浊，不洁的空气中会有大量病毒、细菌、二氧化碳和尘粒，这对呼吸道的抗病能力有影响，即使虚掩窗户，也有30%的空气未能流通。因而那些闭窗贪睡的人容易患感冒、咳嗽、咽炎等疾病。

对于准备当爸爸妈妈的夫妻来说，为了孕育一个健康聪明的宝宝，切不可长期贪睡。清早按时起床，呼吸一下新鲜空气，参加一些户外活动，会使你一天精神饱满、心旷神怡。

办公室女性孕前忌久坐

办公室里常常会有这样的抱怨："哎呀，我上班这几年，肚子越来越大了，腹部都有游泳圈了！"很多办公室女性除了睡觉外，大部分的姿势都是坐姿，无论坐办公室、吃饭、看电影、开车，一天中坐七八个小时是平常的事。不过很多人大概不了解，久坐不动不只是影响身材外观，坐得不当还会出问题的。长期久坐者容易造成血液循环不顺畅，同时也会引发妇科方面的疾病，甚至可能导致不孕症。对于准备怀孕的女性来说，这一习惯实在不可取。

很多年轻的办公室女性，由于长期久坐，加上缺乏正常运动，以致气血循环出现障碍，月经前及月经期常有剧烈疼痛；有些则导致经血逆流入输卵管、卵巢，引起下腹痛、腰痛，如果伴有严重的痛经，就可能是所谓巧克力囊肿，也是不孕原因之一。此外，气滞血瘀也易导致淋巴或血行性的栓塞，使输卵管不通；更有因久坐及体质上的关系，使子宫内膜组织因气滞血瘀而增生至子宫外，形成子宫内膜异位症，这些都是比较明显的不孕原因。久坐还会导致肥胖、颈椎病、食欲不振、消化不良、记忆力下降等，这些都对优生有不良影响。

如果你是久坐一族，那么应接受医师建议，每40分钟后休息10分钟，常做伸展动作或者办公室椅子操。如果实在没有时间运动，可在下班后提前一站下车，步行走回家去。

注意防止家电的噪声污染

现在，各种大大小小的家用电器已经涌入了每个家庭，这些常用电器给人们的生活带来方便的背后，会不会给家庭带来不好的影响呢？没错。这些都是潜伏在现代家庭和备孕妈妈身边的新隐患。

长期经受家电噪声刺激，可使人出现头晕、耳鸣、疲倦、失眠、记忆力减退等症状，备孕妈妈受噪声的威胁，可导致月经不调、性机能紊乱、月经失调等，对孕妈妈来说，噪声会造成胎心加快，诱发早产、流产，甚至先天性畸形。因此，备孕妈妈最好远离噪声污染。

控制噪声的产生，应该从自己和家人做起。在购置家用电器时，要选择质量好、噪声小的；尽量避免各种家用电器同时使用；一旦家用电器发生故障，要及时排除，因为带病工作的家用电器产生的噪声比正常机器工作的声音大得多；可进行室内噪声检测，然后根据污染源采取相应的措施，如果是由外界造成的噪声污染，可与有关部门联系解决。

孕前特效食物与食谱推荐

孕前营养构筑了备孕女性的健康大厦。备孕女性在孕前30天仍需做好营养贮备工作，这对于优生起到很大作用。

孕前宜吃的补血食物

血对人的机体的作用是人所共知的，补血也是女人一辈子的功课。特别是对于准备怀孕的女性来说，补血就显得更重要。充盈的气血是健康母体的前提条件，不论是为了自己的身体健康，还是为胎儿提供一个良好的生长环境，都应早做准备，做好孕前的补血等调理，才能迎接体格强壮的活力宝宝。怀孕前期补血的途径，食补是最稳妥的办法。

★ 红 枣

红枣是女性补血的第一圣品。备孕期间吃红枣，可以补血补铁、安神养血，也有利于胎儿神经系统发育，促进胎儿智力发展。不过，吃红枣需要有节制，否则会适得其反。建议备孕期间开始每天吃7颗红枣，一般在怀孕中期，也就是第5个月后食用效果最佳。

 黑木耳红枣汤

【原料】黑木耳30克，红枣10枚，红糖适量。

【做法】①黑木耳、红枣用水洗净，再用冷水浸泡20分钟。②黑木耳、红枣连浸泡水放入锅内煮熟，加入红糖调味即可。

【功效】红枣中的维生素P含量为所有果蔬之冠，其具有维持毛细血管通透性，改善微循环，还可以调节人体代谢，增强备孕女性的免疫力，对于受孕、孕期、产期补血均有好处。

★ 花 生

中医学认为，花生具有调和脾胃、补血止血、降压调脂的作用，其中"补血止血"主要是花生红衣的作用。花生红衣含花生素及儿茶素等成分，能有效抑制纤维蛋白的溶解，增加血小板的含量，提高血小板的质量，改善凝血因子的缺陷，加强毛细血管的收缩功能，促进骨髓造血机能。因此，可用于治疗血小板减少性紫癜、再生障碍性贫血、血友病及其他出血性疾患。备孕女性可适当食用红皮花生。

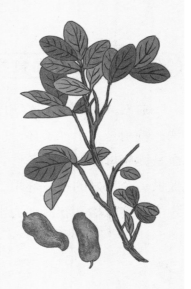

🍲 五红汤

【原料】枸杞子、赤豆、红皮花生米各20粒，红枣5枚，红糖适量。

【做法】上述材料清洗干净，放入陶罐，加适量清水后加盖，然后把陶罐放到有水的锅里蒸煮，等锅里水开后再用小火蒸20分钟即可。

【功效】花生连红衣一起与红枣、赤豆等配合食用，既可补虚，又能止血，提升血小板，不仅能提高备孕女性机体免疫力，并有助于改善贫血，提升白细胞数量。

★ 葡萄

吃葡萄可补气、养血、强心。医学研究证明，葡萄汁是肾炎患者最好的食品，可以降低血液中的蛋白质和氯化钠的含量。葡萄汁对体弱的患者、血管硬化和肾炎患者的康复有辅助疗效，在那些种植葡萄和吃葡萄多的地方，癌症发病率也明显减少。葡萄是水果中含复合铁元素最多的水果，是贫血患者的营养食品。常食葡萄对神经衰弱者和过度疲劳者均有益处。葡萄制干后，糖和铁的含量均相对增加，是儿童、妇女和体虚贫血者的滋补佳品。

阿胶葡萄炖猪血

【原料】新鲜葡萄150克（或取葡萄干50克），当归、党参各15克，阿胶10克，猪血200克，料酒、葱花、姜末、精盐、味精、五香粉、香油各适量。

【做法】①将葡萄（或葡萄干）拣杂，洗净，备用。②将当归、党参择洗干净，切成片，放入纱布袋中，扎口待用。③猪血洗净，入沸水锅中汆透，取出，切成2厘米见方的小块，与药袋同入沙锅，加水适量，大火煮沸，烹入料酒，改用小火煨煮3小时，取出药袋，滤尽药汁，加葡萄（或葡萄干）继续煨煮。④阿胶洗净，放入另锅，加水煮沸，待阿胶完全烊化，调入葡萄猪血锅中，拌匀，加姜末、葱花、精盐、味精、五香粉，再煮至沸，淋入香油即可。佐餐当菜，随意食用，吃猪血，嚼食葡萄，喝汤。

【功效】此品有补气益脾、养血补血等功效。适用于各种类型贫血患者。

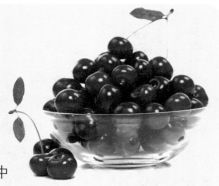

★ 樱 桃

　　樱桃能很好地抗贫血，促进血液生成，樱桃含铁量高，位于各种水果之首。铁是合成人体血红蛋白、肌红蛋白的原料，在人体免疫、蛋白质合成及能量代谢等过程中发挥着重要的作用，同时也与大脑及神经功能、衰老过程等有着密切关系。备孕女性常食樱桃可补充体内对铁元素量的需求，促进血红蛋白再生，既可防治缺铁性贫血，又可增强体质、健脑益智。

樱桃甜汤

　　【原料】鲜樱桃2000克，白糖适量。

　　【做法】樱桃洗净后加水煎煮20分钟，再加白糖续熬至沸腾后停火备用。每日服30～40克。

　　【功效】此汤具有促进血液再生的功效，可用于辅助治疗缺铁性贫血。

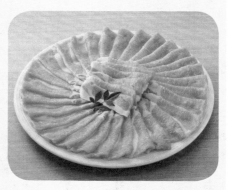

★ 猪瘦肉

　　猪瘦肉的营养非常全面，不仅为人类提供优质蛋白和必需的脂肪酸，还提供钙、磷、铁、维生素B$_1$、维生素B$_2$和烟酸等营养元素。相对牛羊肉来说，猪瘦肉的营养优势在于含有丰富的B族维生素，能调节新陈代谢，维持皮肤和肌肉的健康，增强免疫系统和神经系统的功能，促进细胞生长和分裂，预防贫血发生，而且猪瘦肉中的血红蛋白比植物中的更好吸收。因此，吃猪瘦肉补铁的效果要比吃蔬菜好。

🍲 北芪瘦肉汤

【原料】北芪60克，红枣10枚，当归、枸杞子各10克，猪瘦肉600克，料酒、精盐、胡椒粉、葱、姜各适量。

【做法】①北芪、当归、枸杞子、红枣分别洗净，用汤袋装好；猪瘦肉汆烫后洗净，切小片；姜、葱分别洗净；姜连皮拍碎，葱切段。②在锅内注入适量清水，放入汤袋和猪瘦肉，再加入姜、葱、料酒、精盐，以大火煮沸，然后改用小火煮至猪瘦肉熟烂，再下少许胡椒粉，饮用即可。

【功效】此汤具有补中益气、滋阴养血、生津润燥的作用，可作为备孕女性、产后、病后体弱的食疗菜肴。

孕前宜吃的清热食物

在孕前，夫妻双方如果有热证的话，应该吃一些清热食物，即运用寒凉性质的食物，通过泻火、解毒、凉血等作用治疗热证。所谓热证，是一个很广泛的概念，如口干、咽燥、面红、目赤、大便干结、小便短赤、舌红苔黄等，都属于热证的范畴。

⭐ 冬 瓜

冬瓜是平时常食用的蔬菜之一，其性寒味甘，除含有蛋白质、碳水化合物和粗纤维外，还含有各种维生素和人体所需的无机盐。冬瓜的子、皮、叶等，皆可入药入食，为药食两用食物，可清热化痰、除烦止渴，还有利水消痰、清热解毒的功效。湿热体质者若有水肿、胀满、痰多、暑热烦闷、消渴、湿疹、疖肿等均可食用，并可解酒。暑天经常吃些冬瓜汤，不仅可利尿去湿，而且能祛暑除烦。

🍲 虾米冬瓜汤

【原料】冬瓜250克，虾米15克，熟猪油10克，高汤250毫升，精盐、味精、葱花各适量。

【做法】①将冬瓜去皮、瓤，洗净，切成长4.5厘米、厚2厘米的片；虾米用温水洗去泥沙待用。②将锅放在大火上，加入高汤烧开，再投入冬瓜、虾米和精盐，烧10分钟左右，待冬瓜煮熟，加入葱花、味精和熟猪油即可。

【功效】此汤可以收到清热解毒、利水补钙的效果，特别是它清爽的口感不油腻，常喝虾米冬瓜汤，还可以收到润泽肌肤、美白皮肤的效果。

★ 绿 豆

绿豆是最常见的谷物类，也是我国人民的传统豆类食物。绿豆中含有多种维生素、钙、磷、铁等矿物质。因此，其不但具有良好的食用价值，还具有非常好的药用价值，有"济世之良谷"的说法。绿豆适宜暑热天气或中暑时烦躁闷乱、咽干口渴、有疮疖痈肿、丹毒等热毒所致的皮肤感染及高血压病、水肿、红眼病等病症患者食用，且疗效显著；同时也适宜食物、农药、煤气、药草、金石、磷化锌等中毒应急解救时食用。

🍲 绿豆麦片粥

【原料】绿豆50克，燕麦片100克。

【做法】将绿豆去杂，洗净，放入锅中，加水适量，煮至绿豆熟烂开花，下入燕麦片，搅匀即可。早晚分食。

【功效】此粥具有消食降脂、清热降糖的作用。适用于有热证的备孕夫妻食用。

★ 黄 豆

黄豆性平味甘，无毒；入脾、胃、大肠经。黄豆含有丰富的蛋白质、脂肪，还有卵磷脂、胆碱及多种维生素，具有较高的药用价值，具有健脾宽中、润燥消水、清热解毒、补血益气的功效。黄豆中的卵磷脂可清除附在血管壁上的胆固醇，防止血管硬化，预防心血管疾病；还可防治肥胖引起的脂肪肝。黄豆含有可溶性纤维，既可通便，又能降低胆固醇含量。它特别适宜女性更年期及备孕期，以及一些肥胖症、糖尿病、心血管疾病患者食用。

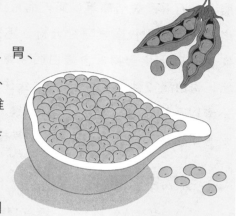

🍲 黄豆排骨汤

【原料】猪排骨200克，黄豆50克，红枣4枚，老姜、精盐各适量。

【做法】①将猪排骨清洗干净，在开水中汆烫一下，除去血沫，备用。②将排骨、浸泡的黄豆和老姜一同放入水中，大火烧开，后转小火炖煮2小时，再加入红枣，炖20分钟，出锅时加精盐调味即可。

【功效】本品中黄豆具有健脾宽中、润燥消水、清热解毒、益气的作用，常用黄豆与排骨等煲汤食用，不仅可清热，还能起到很好的补益作用。

★ 猕猴桃

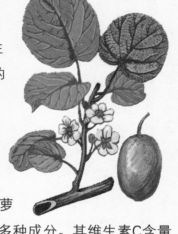

猕猴桃又叫藤梨、阳桃、猕猴梨。其性寒味甘、酸，有解热、止渴、通淋、健胃的功效。可以治疗烦热、消渴、黄疸、呕吐、腹泻、石淋、关节痛等疾病，而且还有抗衰老的作用。现代医学研究分析，猕猴桃果实含有碳水化合物，含蛋白质中氨基酸丰富，蛋白酶12种，含维生素B_1、维生素C、胡萝卜素以及钙、磷、铁、钠、钾、镁、色素等多种成分。其维生素C含量是等量柑橘中的5～6倍。此外，其枝叶、根、藤都是很好的中药材。

🍲 猕猴桃香蕉汁

【原料】猕猴桃1个，香蕉1根，蜂蜜适量。

【做法】①将猕猴桃洗净，去皮，切成小块；香蕉去皮，切块待用。②将猕猴桃、香蕉放入果汁机中，加入冷开水打匀。③酌量加入蜂蜜即可。

【功效】猕猴桃营养丰富，被称为"水果之王"；香蕉属于能量水果，食用后能够舒缓人的情绪，让人放松。猕猴桃和香蕉结合，其中所含维生素和矿物质，对于想要怀孕的女性有很大好处，备孕女性不妨试试这款能够促孕的果汁，尽享酸甜美味，还能增加受孕率。

孕前宜吃的补气食物

气虚的人，在准备怀孕时，应适当吃一些补气食物。补气食物一般用来调节脾、肺、肾等的活动功能，可改善肠胃功能，促进消化，治疗胃酸呕吐、消化不良、慢性腹泻等；能够增强心肺功能，消炎止咳，对急慢性气管炎、肺脓肿、支气管扩张等症有显著治愈功效；还能增强机体免疫力，治疗肾虚腰痛、阳痿早泄、肢寒怕冷等；更可舒缓神经，安抚情绪，从而治疗抑郁症等神经系统疾病，间接抑制血压升高。

红 薯

红薯又称甘薯、地瓜、番薯，它与土豆、山药一样，食用部分都是生长于地下的。它们介于粮食和蔬菜之间，是药食两用的保健食品。《本草纲目拾遗》认为，红薯有"补虚乏，益气力，健脾胃，强肾阴"的功效。食用以后，红薯所化的精微主要入脾、胃经，它可以补中和血，又能暖胃生津，益气通便。在这里要说的，主要是它有补益脾胃之气的作用，对于脾气虚弱、容易便秘的人来说，食用红薯是一个方便有效的选择。若想通过食用红薯补气，最好选择红皮或紫皮，且瓜瓤是黄色的品种，也就是大家说的黄瓤地瓜。

🍲 红薯甜粥

【原料】红薯150克，粳米50克，乌梅肉25克，白糖适量。

【做法】①将红薯削去外皮，洗净后改刀切成丁，放沸水锅内焯一下，捞出备用；乌梅肉洗净，改刀切成小块待用。②粳米用清水淘洗干净，放在盆内，加上清水250毫升，上屉蒸10分钟，取出。③锅内放入蒸好的粳米，再加入清水600毫升、红薯丁和乌梅肉，中小火煮至浓稠，放入白糖溶化即可。

【功效】此粥可健脾开胃，补气安神，清心养血。适用于备孕男女食用。

★ 牛 肉

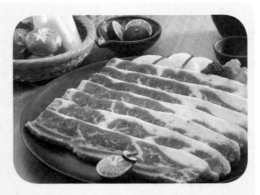

牛肉能够补益脾胃，扶持中气，对于气血两亏、久病体虚的人有很好的调养作用。《医林纂要》认为："牛肉味甘，专补脾土。脾胃者，后天气血之本，补此则无不补矣。"脾胃是人的后天之本，只要脾胃的气血旺盛，全身的气血也就都得到了补益，进而全身的器官也都得到了滋养。因此，可以说补了脾胃就是补了全身，补了脾胃之气就是补了全身之气。

清炖牛肉

【原料】牛肉1000克，大葱3根，生姜1块，大料、桂皮、料酒、精盐、冰糖各适量。

【做法】①牛肉洗净，切块，放沸水中汆烫，以去除血水，捞出后用冷水洗净。②葱、姜洗净后拍松，与牛肉、大料、桂皮、料酒、冰糖、精盐一并放入炖锅，大火煮开后改小火炖1小时，至牛肉松软即可。

【功效】本品是补气血的佳品，可治疗由气血虚弱引起的脾胃虚弱，健脾养胃，对面黄肌瘦以及虚胖的人群都有辅助疗效。

★ 香 菇

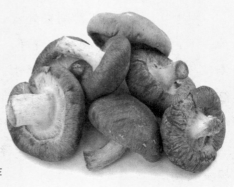

香菇是"四大山珍"之一，有"植物皇后"、"素中之肉"的美称，是颇受称赞的药膳。香菇性平味甘，入肝、胃经，对于气血亏虚、不耐劳累等有调理作

用。尤其是野生的香菇，补气祛湿的功效更为明显。野香菇多生长于山坡之上较为潮湿的地方，对于湿气有很强的防御力，其祛湿功能主要来源于此。《本草求真》称："香菇，食中佳品……能益胃助食。"《本草纲目》则认为："蘑菇可以益胃肠，化痰理气。"因此，香菇补气，也主要指的是补益胃气。总的来说，香菇有益气滋阴、养胃润肺、治风化痰的功效。

🍲 香菇鸡翅汤

【原料】香菇200克，鸡翅400克，大料、料酒、精盐、胡椒粉、葱、姜各适量。

【做法】①鸡翅加一块姜，放入冷水中煮开，捞出备用；香菇冲洗干净，去蒂。②用小刀在香菇顶端斜着切上四刀，切出星星的形状。③锅中倒入清水或者高汤，将鸡翅、香菇、葱、姜等一同倒入。④大火煮开，并加入料酒、大料、精盐、胡椒粉，转用小火煮20分钟即可。

【功效】本品能增强人体免疫力，起到良好的防病抗病功效。

孕前宜吃的滋阴食物

滋阴，是运用能够滋养人体阴液、濡润脏腑的食物，通过生津、滋液、润燥等作用，恢复机体阴阳之间的动态平衡。在怀孕前，适当食用滋阴食物能让你有一个更健康的身体来面对孕育。

⭐ 鸡 蛋

鸡蛋营养元素组成较合理，营养价值很高，是人们公认的天然理想食物。鸡蛋的蛋黄和蛋白虽然同在一壳之中，但是药用价

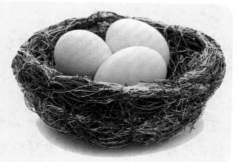

值却各不相同，鸡蛋黄性平味甘，入心、肾经，具有滋阴养血、润燥祛风之功；鸡蛋白性凉味甘，具有润肺利咽、清热解毒之效。就补血益阴来说，鸡蛋黄远胜于鸡蛋白。鸡蛋黄滋阴养血，比较适用于阴血亏虚所导致的心烦不眠、虚劳吐血、胎漏下血、心悸怔忡和盗汗等症。

百合鸡蛋黄汤

【原料】百合50克，鸡蛋黄1个。

【做法】将百合洗净，浸泡一夜，洗净，加清水400毫升，煎煮至200毫升；将鸡蛋黄搅匀调入即可。分2次温服。

【功效】百合可滋阴润肺、清心安神；鸡蛋黄能养血滋阴，与百合共煮汤，能增强滋阴养血、清心安神的功效。

小 米

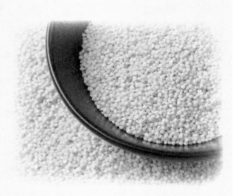

小米又称粟米，我国北方许多妇女在生育后，都有用小米加红糖来调养身体的传统。不仅如此，在孕前适当多吃小米具有滋阴养血的功效，可使备孕女性虚寒的体质得到调养。小米熬粥营养丰富，有"代参汤"之美称。

小米红糖粥

【原料】小米150克，红枣5～10枚，花生碎、瓜子仁、红糖各适量。

【做法】①小米淘洗干净，放入汤锅中用清水浸泡30分钟左右；红枣洗净，去核，红枣肉切碎备用。②取汤锅，注入适量清水，烧开后放入小米。③大火煮开后转小火慢慢熬煮，待小米粒开花时放入红枣碎，搅拌均匀后继续熬煮。④待红枣肉软烂后放入红糖、瓜子仁、花生碎拌匀，再熬煮几分钟即可。

【功效】小米红糖粥因其含铁量高，故对于备孕女性滋阴养血大有好处，可适当多食。

★ 燕 窝

燕窝素有"东方珍品"之美称，性平味甘，具有养阴、润燥、益气、补中、养颜的功效。《本草求真》记载，其"入肺生气，入肾滋水，入胃补中，俾其补而不滞燥，润而不致滞，是为药中至平至美之味者也"。加之其不易得，故身价显贵。燕窝性质较平淡，既不促热，也不耗阴。补肺养阴、补虚养胃、润泽肌肤、滋阴润燥、益气止汗。对于肺虚性咳嗽，包括肺阴虚之哮喘、气促、久咳、痰中带血、咯血、支气管炎等肺部疾病，出汗、低潮热，胃阴虚引起之反胃、干呕等，均有不错的辅助治疗效果。凡病后虚弱、痨伤、中气亏损各症，配合燕窝作食，均可滋阴调中。

燕窝鸡汤

【原料】燕窝100克，鸡汤1000毫升，姜、味精、精盐、香油各适量。

【做法】①将燕窝放入盆内用温水泡软，用镊子夹出燕窝上的羽毛、柴草等杂物，用水洗净，沥干水分。②加入少量开水，使其进一步膨胀，等燕窝膨胀以后，将其盛在汤碗内。③加入鸡汤、生姜、味精、精盐，上屉蒸1小时左右取出，淋入少许香油食用即可。

【功效】本品有滋阴清热、补养脾胃的作用。适用于身体虚弱、年老体衰、肺结核、气管炎、贫血、营养不良等症。

做好孕育的心理与物质准备

经过了医疗保健，调整了生活方式，通过运动、排毒和补充营养，准备怀孕的夫妻已经将身体调整到了最佳状态。现在，就开始放松心情，做一下孕期的各种物质以及资金准备，然后就等待胎儿的来临吧。

不要担心生育会影响身材

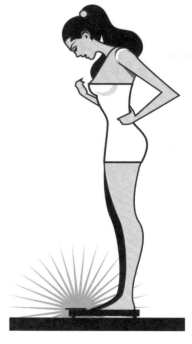

爱美是女人的天性，是女人们看起来天经地义的事儿，但女性在怀孕后不再拥有孕前美妙的身材，取而代之的是臃肿与笨拙。这给一些爱美的女性带来了很大的困扰。

一些女性之所以拒绝生育，主要是担心产后发胖影响体形美。部分妇女生孩子后身体会发胖，这是内分泌激素和产后过补所致，是一种暂时的发胖现象，产后只要注意合理增加营养，并坚持适宜的运动，大都可以恢复产前的体形。另外，一些中药和药膳也可以帮助减肥。事实证明，凡是在产前做孕妇体操、产后认真做健美操锻炼的产妇，产后体形和身体素质都能很好地得以恢复。

并且，生孩子还能从养育子女的辛苦中，理解到长辈对自己的养育恩情，享受子女的亲情，使心理更加平衡和成熟健康。

树立做好父母的信心

对有了孩子之后如何照顾，准父母的担心并不是多余的。该怎样孕育一个健康的宝宝、该怎么抱宝宝、如何给宝宝穿衣等，这些问题看起来既琐碎又具体，它往往会让其不知所措，甚至可能开始怀疑——能否做称职的父母。对于此，首先应该给自己足够的信心，因为对于即将出生的孩子来说，你们是唯一的，只有你们才是养育他的最佳人选。不要因为自己没有经验而慌张，每个父母都是从自己的第一个孩子开始做起的，只要有信心，都能向称职父母迈出第一步。

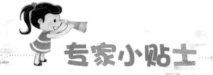

有些夫妻，婚后关系不融洽，想以生孩子来改善双方的关系。这有两种情况可能发生，一是确实使婚姻关系得到了改善；二是孩子的到来并没有给摇摇欲坠的婚姻带来转机，这对孩子来说是极不负责的。

做好孕期费用准备

对于计划怀孕的家庭来说，经济能力是必须要考虑的因素之一。生养孩子的费用绝不是一笔小的开支。从计划怀孕时开始，有诊疗费、住院费、婴儿用品购买费用等，此外婴儿出生后的育儿费也是一笔数额不小的支出。因此，若想在稳定的环境中抚养婴儿，就需要一定程度的经济能力做后盾。

做好孕期营养开支的准备

既然准备要孩子，那备孕夫妇的身体健康就是最重要的，从准备怀孕那一刻开始，夫妻双方就要注意调节饮食、补充营养。而怀孕后准妈妈的饮食要比孕前更加丰富健康，每天最好按时按量服用准妈妈奶粉、叶酸、维生素、钙片等各种营养保健品，以便满足备孕妈妈身体对营养的需求，保证胎宝宝的身体健康发展，这些基础的开支都是不可缺少的。

做好孕期服装开支的准备

怀孕后准妈妈的体形逐渐肥大，以前的衣服不能穿，需要购置专门的准妈妈装。为防止辐射，还需要购买专门的防辐射服。同时，以前可以用的化妆品、保养品之类都需要换成准妈妈专用，这些都应该列入孕期开支计划中。

做好孕期医疗费用开支的准备

为了保证准妈妈及胎儿的健康安全，了解胎儿的发育情况，定期产检是必不可少的。产检费用成了孕期开支的"大头"。分娩时选择顺产还是剖宫产？是否打无痛分娩针？是否需要单人病房和专业护工？不仅如此，无论采取哪种分娩形式，手术过程中都有可能发生意外。所以，最好提前准备出一些资金，以备不时之需。

做好孕期胎教开支的准备

在怀孕期间，要为孕妈妈准备一些指导孕产期保健的书籍，学习相关的孕产知识，还可以去参加胎教学习班。并且，还需准备些胎教音乐，因为胎教音乐可以促进孕妇及胎宝宝的身心健康。为了宝宝的聪明健康，胎教开支计划也是不可缺少的。

提前准备好孕妇装

怀孕是人生中一段特别的日子，穿得漂亮，使自己心情愉快，周围的人也会欣赏你，宝宝也一定会为他美丽的妈妈而自豪。由于准妈妈在怀孕期间，身体的各个部位都会发生很大的变化，随着宝宝渐渐长大，准妈妈的肚子也会慢慢地"隆"起来，乳房也越来越"丰满"，到孕后期有些准妈妈还出现了下肢水肿、腰酸背痛等现象。由此，准妈妈的衣着应以宽大舒适为原则，式样简单、易穿易脱、防暑保暖、清洁卫生。不宜穿紧身衣裤或紧束腰带来限制胎儿生长，这样会影响胎儿的发育。裤带及袜带不可过紧，以免影响下肢血液流通。

由于孕妇体形的改变，服装设计可根据个人的爱好，选择能很美地显出胸部线条，并使增大的腹部显得不太突出的衣服，即以"A"字型，上小下大的连衣裙比较好。也可选上下身能分开的套服，穿脱比较方便。

最流行的款式还有背带裤，背带裤的带子比较宽，不会勒到胸脯，而且它比较适合孕期腹部膨隆的变化，又不会勒到腰部，穿在身上可以掩盖腹部、胸部、臀部的粗笨体形，给人以宽松自然的美感。如果对现有的款式不太满意，也可以到服饰店选购一些自己喜欢的布料，自行变装或请店员帮忙修改。

衣服的颜色和衣料可根据个人的爱好选择，但大多以简单、朴素为好，这样可以给人以精神振奋和愉快的感觉。大红、大绿或色彩鲜艳的图案会增加准妈妈的臃肿感，条状花纹能使准妈妈看上去相对苗条一些。

衣料质地以轻柔、耐洗、吸水、透气为原则。孕期新陈代谢加强而使得准妈妈经常出汗，为保持皮肤干净，需时常清洗衣服，所以选料时要考虑好洗和耐洗的因素。夏天的衣装与皮肤直接接触，要选用透气性强并具有吸汗功能的衣料，以防发生汗疹、疖肿等皮肤感染。随着妊娠月份的增加，孕妇身体越来越沉重，轻便柔软的衣料会使准妈妈感到轻松些。

最好能根据季节选购孕妇装。应选择冬天保暖、夏天凉爽、简洁宽松、实用美观、穿着得体的服装。外出衣服要准备1～2套，平时穿着准备2～3套。夏天宜穿肥大不贴身的衣服；冬天宜穿厚实、保暖、宽松的衣服，如羽绒服或棉织衣服及保暖性好的毛织品。准妈妈夏季出门应戴凉帽，冬天要戴围巾。至于裤子，应当选择弹性大的孕妇专用裤，有背带的最好，或者是可以任意调节裤腰尺寸的裤子。

准备好孕妇内衣内裤

怀孕后准妈妈的身体状态会发生很大的变化，最明显的就是腹部和胸部了。因此，在怀孕前就应该准备好适合孕期穿的内衣及内裤。

选择宽松舒适的文胸

从怀孕到生产，乳房约增大两个罩杯，准妈妈应该在此基础上选择较为宽松的文胸，使乳房没有压迫感为宜，避免影响乳腺的增生和发育。而且，过紧的胸罩还会因与皮肤摩擦而使纤维织物进入乳管，造成产后无奶或少奶。另外，怀孕期间乳房的重量增加，下围加大，最好穿软钢托的胸罩，如无支撑物，日益增大的乳房就会下垂，乳房内的纤维组织被破坏后就很难再恢复。最后，胸罩的肩带最好选宽一些，以免勒入皮肤，扣带应该可调节，前扣型胸罩便于穿着及产后哺乳。

选好内裤，做无味准妈妈

怀孕初期，虽然准妈妈的腹部外观没有明显的变化，但自己可以明显感到腰围变粗了。这期间就应尽快将自己的内裤更换成孕妇专用内裤。大部分的孕妇专用内裤都有活动腰带的设计，方便准妈妈根据腹围的变化随时调整内裤的腰围大小。而裤长往往是加长的，高腰的设计可将整个腹部包裹，具有保护肚脐和保暖的作用。

材质方面，因为孕妇阴道分泌物增多，所以宜选择透气性好、吸水性强及触感柔和的纯棉质内裤，纯棉材质对皮肤无刺激，不会引发皮疹。如市面上出现的天然彩棉孕妇内衣，由于100%纯天然、100%无染色的绝对安全性，令许多准妈妈趋之若鹜。另外，由于怀孕后期孕妇腹壁扩张，并出现所谓妊娠纹，尤其进入第10个月时，变大的子宫会往前倾而使腹部更突出。因此，还需选择一些有前腹加护的内裤。托护部位的材质应富有弹性、不易松脱，即使到了孕后期也不觉得勒紧。

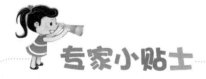
专家小贴士

一般情况下，孕妇都不需要用托腹带，而以下特殊情况孕妇也可以使用托腹带：

● 有过生育史，腹壁非常松弛，成为悬垂腹的孕妇。

● 多胞胎、胎儿过大，站立时腹壁下垂比较厉害的孕妇。

● 连接骨盆的各条韧带发生松弛性疼痛的孕妇，托腹带可以对背部起到支撑作用。

● 胎位为臀位，经医生做外倒转术转为头位后，为防止其又回到原来的臀位，可以用托腹带来限制。

不管何种原因，为了不影响胎儿发育，托腹带不可包得过紧，晚上睡觉时应解开。应选用可随腹部的增大而调整、方便拆下及穿戴、透气性强不会闷热的托腹带。

为孕期挑选合适的鞋

很多妇女怀孕3个月左右，脚趾就开始水肿；怀孕6个月左右，脚水肿更明显；在分娩前夕，脚和腿的水肿相当突出。因此，孕妇走起路来难以掌握身体平衡。为了做好孕期保健，选择一双合适的鞋对于保证行走安全有着极为重要的作用。

妇女怀孕3个月后，应穿行走比较方便的鞋，最好穿后跟高度在2厘米以下的鞋。因为鞋跟过高会增加孕妇腰和脚的负担，加剧孕妇的腰痛。

材料要轻

妇女怀孕后宜穿宽松、轻便、透气性好的鞋，不要穿合成皮鞋和尼龙鞋，以防因穿不透气的鞋而加重双脚水肿。

双脚水肿比较严重和怀孕6个月以上的孕妇，要选择比自己双脚稍大一些的鞋，但也不要过于宽松，以防走路时不跟脚。

孕妇穿的鞋应具有防滑功能，宜选用有弹性又柔软的材料做的鞋，以防走路时跌倒。

挑选一件防辐射服

对于那些需要整天面对电脑、复印机等办公电器的怀孕女性来

说，应穿上防护服。有关专家介绍，防护面料的防护性能指标一般在
20～40分贝，个别做得比较好的可以达到50分贝，近距离在电脑、复
印机前工作，穿着电磁防护服能起到一些防护作用。可是，市场上的
各种孕妇专用防辐射服琳琅满目，也不断更新换代，让孕妈妈们挑花
了眼。如何选择一件合适自己的防辐射服呢？可以从如下两个方面去
考虑。

⭐ 款式选择

防辐射服款式有防辐射肚兜、
吊带、围裙、马甲、孕妇裙、孕妇
套装。春夏可以选择孕妇裙或者
肚兜，秋季选套装或者围裙及
吊带都可以，冬天可以选择
套装或者马甲。另外，要看
孕妈妈的工作性质及周围的辐
射环境。如果其周围辐射很强，

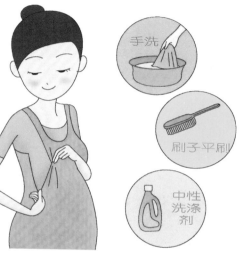

建议选择防辐射马夹，这样对自己及腹中的胎儿有更强的保护；如果
其周围辐射很弱（如没有接触电脑，同时很少接触其他电器），可以
选择防辐射肚兜。孕妈妈即使在其周围辐射源很弱的情况下，怀孕3
个月以上也建议选择防辐射马夹，这样可更好地保护胎儿的健康。

⭐ 面料选择

到目前为止，防辐射面料发展了四代。目前，纤维银和离子银都
是不错的选择。

● 第一代金属丝面料，这种防辐射孕妇装有较好的手感和透气性，
可以轻柔水洗。缺点：金属丝易折断，影响屏蔽效果。因为是金属丝，
多数都是采用不锈钢，对于孕妈妈敏感的肚子来说是不适合的。

● 第二代涂层面料是屏蔽效果好（手机基本上是包得住），但是手

感硬、透气不好、不能水洗，还有最大缺点是镀在表面的金属物容易脱落而变成粉末状，若被孕妇不慎吸入，则会影响胎儿的健康。

● 第三代是纤维镀银的防辐射服装，其屏蔽值效高，同时具备杀菌、透气功能。缺点是容易氧化，易变色。

● 第四代采用的都是离子银面料，柔软、透气、轻薄，具有抗菌、抑污的功效，效果持久，并且可以水洗，即使长期穿着也不会氧化、变色，是一种安全无毒绿色产品布料，不会对人体有不良反应。

随时准备优质怀孕

经过长时间的准备，夫妻双方的身体都处在孕育宝宝的状态了，现在就将进行最后的冲刺阶段。为了增加"命中率"，需掌握提高受孕概率的关键事项，以便快速优质怀孕。

把握合适的性生活频率

有人说，孕前准备，丈夫需要养精蓄锐，平时禁止房事，只待排卵期一举成功；也有人说，准备怀孕时，要尽量多同房，这次不中下次中，"广种薄收"。各执一词，难以适从。其实这两者都太极端，性生活过少或过频都是对受孕不利的。

性生活频率过低，精液在体内储藏时间过久，会造成精子自然衰老、死亡，活动能力下降，异常精子数量增多，从而影响精子质量，不容易受孕。何况女性每月仅排卵一次，卵子的受精活力亦只是十几个小时的高峰时间，要确定准确的排卵时间，谈何容易。

精子的产量是有一定限度的，性生活过频势必影响精子数量，这种质量不高的精液，就是遇上了排卵期也未必能受孕。因为精子在没有完全发育成熟时，与卵子相会的"后劲"会大大减弱，受孕的概率就会降低。过频的性生活还可以导致女性免疫性不孕。对于能够产生特异性免疫反应的女性，如果频繁地接触丈夫的精液，容易激发体内产生抗精子的抗体，使精子黏附堆积或行动受阻，导致不能和卵子结合。因此，每天1次或多次性生活，受孕的成功率会大打折扣。

孕育专家认为，精子的质量与性交频率有很大关系。正常健康的男性，每天约能产生1亿个精子，精子生成后，要在附睾里停留一些时间，才能逐步成熟起来。如果想怀宝宝，以受孕为目的的夫妻性生活每3～4天进行1次为宜，这种性生活频率产生的精子质量比较高。

女性容易受孕的性爱姿势

实际上，性爱体位本身对于受孕没有直接影响，也不用科学家去研究。只需要确认一点：怎样让精子距离子宫更近。因此，只要能将精子送到最深处，每个人的姿势都可以不同。尽管如此，这里还是值得研究一下：究竟用哪些体位更容易将精子体贴地送到子宫里呢？

仰卧位

仰卧位是性生活的传统体位。女方仰卧，臀部稍抬高，两腿屈起，性交后继续仰卧20～30分钟，使精液不致立即外溢，仰卧位是女性受孕的最佳体位。采用这种性交体位时，位于上方的男性一次次冲刺都能更深地触到女方宫颈，等于无形中帮助精子更快更容易地"找到"卵子与之结合。而对于女方而言，平躺仰卧的姿势方便精液射在宫颈口周围，当宫颈外口浸泡在精液中时，给精子进入子宫创造了有利条件。而男方在最后冲刺的时候，尽量接近深处，也是使精子路程缩短的方法。

在采用男上女下的传统体位时，别忘了在妻子的臀下垫一个小枕头，使她下半身处在倒置的位置。性爱后，如果体力允许，女方可把双腿朝空中举起，如果体力不支，也可以把双腿举起靠在墙上。这样可以防止精液流到外面。无法高举双腿的时候，最佳的姿势就是侧卧，膝盖尽量向胃部弯曲。

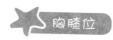 胸膝位

胸膝位是指女方俯身跪于床上，胸贴床垫，两手置于头部前方，两大腿分开，男方也跪于床垫上然后性交。这种体位可使精液较好地停留于女方阴道里不易流出，也是容易受孕的体位。

不论采用何种体位，为了避免性交后精液外溢，应养成良好的习惯，在性交前排解小便。通常性交后不宜立即排尿，以免精液溢出，减少怀孕的机会。

注意把握最佳受孕时刻

从情绪的角度来说，人体都有一个情绪变化周期，直接与人体的内分泌环境相关联。恐惧、焦虑、愤怒都会影响受孕的质量。据研究，人在一天之中的生理变化是不同的，通常情况下，人体的功能在早上7~10时处于上升的趋势，下午16时以后则呈下降趋势，下午17时以后则重复这个周期；到了晚上23时以后又急剧下降。综合分析，晚上21~22时是一天当中受孕的最佳时机。

此外，中国民间自古就有"雷电不同房"、"酒后不入室"之说。从科学角度分析，这些说法是有一定道理的。"雷电不同房"是说情绪波动对受孕质量的影响。如果受孕时外部环境恶劣，势必会使夫妻双方的情绪受到影响。而情绪的变化会导致人体内分泌环境的不稳定，对受孕不利。"酒后不入室"是因为酒精（乙醇）进入人体会影响精子和卵细胞的质量，进而影响受精卵的质量，严重的还会造成胎宝宝先天畸形。

性高潮时受孕成功率最高

性高潮会增加受孕概率吗？专家指出，男女双方的性高潮都有利

于提高受孕率和实现优生优育，极度的性高潮不但容易受孕，有助于实现优生，还有可能提高生男孩的概率。渴望生育孩子的夫妇应努力增添性趣，享受性爱。

研究显示，男性在性交时获得强烈性刺激，精子数目可增加50%，精子质量亦会较佳，健康的精子会更易通过女性的阴道令卵子受精。美国某生育专家介绍：越享受性爱，怀孕的概率越大，因为男性越兴奋，便会射出越多储存于睾丸的精子。所以，如果男人多花些时间让自己和伴侣获得乐趣的话，那么他便会更兴奋，得到更大刺激，射出更多健康的精子。

女性达到高潮的时候，子宫呈收缩状态，子宫内为正压，性高潮后子宫松弛。子宫内为负压，因而子宫内会产生吸引作用，有利于精子的游入。性兴奋中，阴道分泌碱性黏液，使平常呈酸性的阴道环境碱性增大，从而有利于同属碱性的精子生存和竞争，使那些强壮、优秀、带有更好基因的精子与卵子结合，提高生出较高智商的宝宝的概率。

专家小贴士

从性心理的角度看，如果每次性生活都索然无味，那么女性就会逐渐丧失"性"趣，而性活动的减少必然导致受孕概率的降低。不良的心态，也会间接地影响女性生殖功能的正常发挥。相反，如果女性在性生活中达到性高潮，获得性满足，能对性活动维持更长久的热情和动力，才能在每次性活动中全身心地投入，婚姻关系也会更加稳固，从而形成良好的性循环。

创造温馨浪漫的受孕环境

为生育而进行的交合是最神圣、最伟大的结合。然而，这一神圣时刻对受孕环境也是有许多讲究的。良好的环境能使准备怀孕的女性情绪稳定、乐观，在这期间受孕更有利于优生。

最佳受孕环境，包括适宜的气候环境，即不在大风、大雾、大雨、大寒、大暑、雷电、日食、月食时受孕，因为恶劣的自然环境会给夫妻双方的心理带来不利影响，会使精神紧张，也会使身体因寒热感到不适。此外，还需要有安静、清洁、温馨、空气清新的卧室环境。恬静而清洁整齐的受孕环境，会对人们的心理产生正面的影响，有利于夫妻双方心情舒畅和情意缠绵，可以在最佳的环境下受孕，有利于精卵结合、着床，这对于以后胎儿的正常生长发育是有益的。

受孕最好在家里进行。家里比较安宁、卫生，夫妻对家庭环境又比较熟悉和放心，能做到精神放松、情绪稳定，有利于优生。此外，选择最佳环境条件，要求夫妻双方感情融洽、思想统一、步调一致，还要注意兼顾工作、学习等，及在经济和物质方面做好必要的准备。良好的环境条件，不仅是优孕所必需，也有利于优养优教。

让情意绵绵的音乐增加受孕"兴趣"

性心理学家发现，夫妻进行性生活时，一定的音乐刺激会带来性的诱惑和兴奋，特别是那种情意绵绵的柔和音乐，能赋予夫妻双方缠绵的情意，从而为夫妻双方进一步的性行为做好充分的身心准备。适合助性的音乐有：

流行音乐

在夫妻以受孕为目的的性生活中，听一些节奏感强的流行歌曲，将非常有利于调动夫妻双方的热情。流行歌曲的风格多种多样，无论是节奏紧张的迪斯科，还是旋律富于变化的流行舞曲，都是不错的选择。

巴萨诺瓦

如果说有一种音乐可以令所有女人都疯狂的话，那么非巴萨诺瓦莫属。这是一种由爵士乐和桑巴舞曲混合而成的音乐。巴西人的热情加上轻柔的旋律，能让所有女人感到身心愉快，甚至产生性冲动。

电子音乐

电子音乐可以改变性爱的速度。有时候它并没有歌词，节奏也很简单，但是这类音乐能营造出与众不同的性爱氛围。

当然，民族音乐、布鲁斯等音乐都是性爱时不错的选择，当温情而浪漫的音乐在耳边轻轻响起时，它撩动着夫妻双方的心绪，推动着彼此向对方献出爱，小生命也会在这欢乐的性爱氛围中悄悄诞生。

怀孕的征兆及判断方法

在受孕的第一个月，孕妈妈一般感觉不到新生命的开始。但是，往往会有以下这些症状和表现，通过对比这些表现，就可以判断自己是否已经怀孕了。

孕后生理上的变化

症状1：倦怠嗜睡

怀孕时身体易困乏劳累，容易嗜睡，这是受雌激素变化的影响。激素可以自行调节变化，以保护准妈妈。由于怀孕产生的疲倦与过去经历过的疲倦感完全不同，尤其在怀孕的前3个月里，其身体会强迫你睡觉。这种异常的疲倦通常过了前3个月就会消退。当身体渐渐习惯于怀孕时，就会不再感到特别疲倦，渐渐恢复体力。

症状2：恶心呕吐

多数女性怀孕6周以后会出现唾液分泌增多、食欲不振、恶心呕吐等现象，呕吐多在清晨或空腹时发生。有些准妈妈特别喜好吃酸性和生冷食物。晨吐，多在怀孕后12周左右即3个月时自行消失。少数人的早孕反应比较剧烈，持续时间也比较长，有的甚至在整个孕期都有反应。

晨吐的两大痛苦是，对某些气味特别敏感，以及特别厌恶某些食物。一些气味可能"直达胃部"，让准妈妈立刻作呕。有些准妈妈对某些味道重的食物，如甜点、咖啡、大蒜，孕前并不反感，可孕后看了就反胃。奇怪的是，准妈妈开始特别想吃一些以前从来不爱吃的食物，或以前认为没有滋味的食物。

⭐ 症状3：基础体温升高

基础体温是指清晨醒来，在身体还没有活动的情况下，立即用口表测出来的体温。将每天坚持测量的体温记录下来，并制成曲线图表，称作基础体温曲线。基础体温是对应着月经周期的，与孕激素分泌水平有关。正常情况下，基础体温曲线在女性排卵后，由于孕激素的作用比排卵前升高0.3～0.5℃，直至月经前1～12天或月经的第一天开始下降。若基础体温保持在36.7～37.2℃的低热状态一直持续3周以上，这时就可以确定已经怀孕。当然，需排除其他可致体温升高的因素，如全身感染性疾病等。

⭐ 症状4：月经停止来潮

停经是怀孕早期的最早、最重要的信号。月经周期一向正常的已婚育龄女性，如果月经过期超过10天以上，就应考虑到有怀孕的可能；如停经超过2周以上就需要到医院检查原因。但环境变化或精神刺激也会引起月经推迟或闭经，因此不要急于作出判断。

⭐ 症状5：尿频和排尿不尽

怀孕8周以后，准妈妈可能有排尿次数增多的现象，有时排尿后还有尿意，这是由于怀孕后子宫增大压迫和刺激膀胱引起的。怀孕12周以后，子宫超出盆腔，膀胱不再受压迫和刺激，尿频症状自行缓解。到了妊娠后期，胎儿逐渐长大的头再次压迫膀胱，尿频症状又会再次出现。

⭐ 症状6：白带增多

白带是一种无味、有韧性的乳白色黏液，怀孕时白带开始增多。受精卵在子宫内着床，导致白带的分泌量增多，但是白带太多，颜色深如巧克力色，同时有脓，则可能患有阴道真菌性炎症或滴虫性炎症。因此，白带颜色深或呈红色出血状，一定要向专家咨询。

⭐ 症状7：乳房胀大，乳晕变黑

怀孕后，在雌激素和孕激素的共同刺激下，于第8周起，准妈妈的乳房逐渐胀大，变得更加柔软丰盈，乳晕变暗，其细小的乳腺变大。乳头和乳晕部颜色加深，也有人会产生第二乳晕，乳头周围有深褐色结节，12周以后还会分泌少许清水样乳汁。若有以上情况出现，也是怀孕的信号。

孕后情绪上的变化

如果已经怀孕的话，准妈妈除了在生理上会有体现之外，还会在情绪上有各种各样的变化。

充满矛盾

尽管觉得"母亲"这个字眼听起来很美妙，但准妈妈也会因为随这个字眼而来的生活变化感到心力交瘁。有这种错综复杂的感情是很正常的，尤其当怀孕是个意外的时候。对当妈妈的前景感到高兴，对要经历的事情感到悲伤或忧虑，因而产生放弃当妈妈的念头都是很正常的。一方面，可能觉得兴奋、激动、骄傲，很渴望履行这个角色和所有相关的责任；另一方面，在生活方式、婚姻中和身体上所发生的一切改变，似乎会让你感到害怕。很多女人认为，如果将怀孕当成是一种成长过程，就像青春期一样，就可能在情绪上会好许多。

快乐

"你怀孕了"这个消息可能会让你心醉神迷，尤其是长期以来你一直想要怀孕，到现在终于如愿以偿了。此时准妈妈可能会感到人生瞬间充实了，生命显得完美无瑕。人人羡慕：因为你成了一个幸福健康的准妈妈。

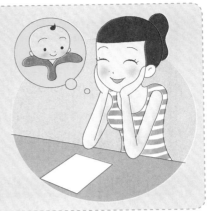

难以置信

有时候你又会怀疑："我真的怀孕了吗？我一点异样的感觉都没有。"这些感觉在刚开始怀孕的几周内特别强烈，尤其还没有出现任何症状的时候。或者你会使自己确信，感到恶心与疲倦是否因为有病了；如果你一直渴望怀孕，你可能会担心，这些症状是否因愿望而产生的幻觉，尤其当你看起来与过去没有什么不同的时候。没关系，这一切忐忑不安很快都会随着日渐增加的腰围而消失，放心吧，真的有一个小宝宝在你的体内生长。

焦虑不安

对于未知的事物，能够坦然面对的人毕竟是少数，怀孕期间适当的担忧是正常现象。若在没有做好孕前准备工作的情况下就已经怀孕，你也不要担心。这时，应调整好心态，认识到妊娠反应是一种正常的生理现象，努力保持心情舒畅。只要采取一定措施，就会减轻妊娠的不良反应。

妊娠的正确判断方法

确定妊娠有时候并不那么简单，尤其是早孕，在妊娠6周以前，有些征象还不明显，即使经验丰富的妇产科大夫，也经常需要借助于一些客观指标才能下结论。

基础体温

基础体温是指经过较长时间睡眠（8小时以上）清醒后，在尚未进行任何活动之前所测得的体温。正常生育年龄女性的基础体温，是随月经周期而变化的。排卵后的基础体温要比排卵前略高，上升0.5℃左右，并且持续12～14天，直至月经前1～2天或月经到来的第一天才下降。月经期过了，怀疑受孕的可以测量基础体温。夜晚临睡前，将体温计放于随手可取之处。次日清晨醒后，在未开口说话、未起床活动前，立即取体温计测口腔体温5分钟，连续测试3～4天，即可判断是否怀孕。

宫颈黏液

宫颈黏液结晶的类型，对诊断早孕有非常重要的意义。女性在怀孕后，卵巢的"月经黄体"不但不会萎缩，反而进一步发育为"怀孕黄体"，分泌大量孕激素。因此，宫颈黏液涂片有许多排列成行的椭圆体，医生见到这么多的椭圆体，就可断定是怀孕现象。

如果月经期过了，而宫颈黏液涂片中见到的是典型羊齿叶状结晶，那就绝对不可能怀孕。

妇科检查

孕期，生殖系统尤其是子宫的变化非常明显。但是，月经刚过几天时进行妇科检查，意义不大。这是因为，由怀孕引起的生殖器官变化，大多在怀孕6周后才开始显示。如果检查发现阴道壁和子宫颈充血、变软、呈紫蓝色；子宫颈和子宫体交界处软化明显，以致两者好像脱离开来一样，子宫变软、增大、前后径增宽而变为球形，并且触摸子宫引起收缩，则可断定已经怀孕。

B超检查

受孕5周时，用B超检查，显像屏可见怀孕囊。孕6周时，可出现胎心搏动。

黄体酮试验

如果体内孕激素突然消失，就会引起子宫出血。对于以前月经有规律、而此次月经过期、疑为早孕的女性，可以用黄体酮试验辅助诊断早孕。给受试者每日肌内注射黄体酮（即孕激素）10～20毫克，连用3～5日。如果停药后7天内不见阴道流血，则试验阳性，基本上可以确定怀孕。

怀孕试验

检测母体血或尿中有无绒毛膜促性腺激素。如果有，说明体内存在胚胎绒毛滋养层细胞，即可确定怀孕。

妊娠的自我测试方法

是否妊娠，到一定时也可自我测试。如今这种检查越来越灵敏，早孕的诊断更为便捷。一般是利用早孕试纸进行自我检测。

早孕试纸具有如下几个优点：

- 操作简便，一步操作，只需一条试纸，无需其他辅助材料。
- 显示结果快，1分钟之内即可显示检测结果。
- 试纸质量稳定，室温下干燥保存，有效期为2～3年。
- 灵敏度高、结果准确，准确率近100%。
- 显示结果快，在妇女受孕后7～10日即可测出是否怀孕。

使用时将试纸的带有Max标记线的一端插入被检测的尿中，平放片刻。20～30秒后，若试纸条上出现一条紫红色带为阴性（未怀孕）；若试纸条上出现两条紫红色带则为阳性（怀孕）。

需注意的是，无论尿呈阳性或阴性反应，试纸上端均应显示紫红色带，若无此带则表示试纸失效。紫红色带的有无及颜色深浅，表示被检测者尿中绒毛膜促性腺激素含量的多少，若色浅可延长至5分钟再观察，仍可作出结论。

Part 8

备孕专题：随心所孕，生儿育女自己定

　　有选择地生育曾经是许多父母的梦想，过去只能指望"天意"的安排，科学技术发展到今天，人类已经对生儿育女的奥秘有了一定了解，并在多方面给了我们实践的机会。阅读下文，或许你可以生下一个如自己所愿的宝宝哦！

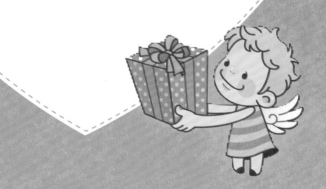

生儿育女的常识

生男生女取决于多种因素。人类长期以来一直研究生男生女的策略，至今没有明确的定论。但是，医学研究也发现，某些方法可以增加生男或生女的概率，感兴趣的准爸妈可以尝试一下。

宜知生儿育女的奥妙

一个新生命的诞生何其神奇，这个过程通常始于一对相爱且有生育能力的男女身体亲密接触之际。简单地说，孕育包括受精、受精卵的发育、运送、着床、成胎和出生，这就是受孕和生育的全过程。而人的生命则是从一对生殖细胞的结合开始的。

成熟的卵子自卵巢排出后，被输卵管伞端吸入到管腔内，此时夫妻如有性行为，数以亿计的精子就会进入阴道，争先恐后地游向子宫，其中一部分"先锋"快速到达输卵管腹部与卵子相遇。这一过程，对精子来说是非常困难的，它要克服前进途中的道道险关，如阴道酸碱度、宫颈黏液的稀稠度及输卵管纤毛的摆动，这些都会影响

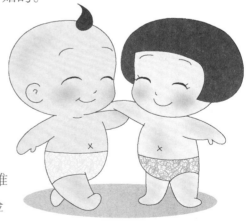

男孩是母亲的脊梁
女孩是父亲的小棉袄

精子的前进及寿命。因此，在长途跋涉中，大批精子死亡，仅有少数精子到达目的地。这些精子围绕着一个卵子，从精子顶部分泌出来的酶活

跃起来，溶化卵子的透明带，其中只有一个精子深入到卵子内，其余均被拒绝于外。精子和卵子结合成受精卵，经过一分为二、二分为四的细胞分裂，新的生命开始了。受精卵一边分裂，一边缓慢将身子移入宫腔内，受精卵上分泌出来的蛋白酶，用3～5天的时间，把子宫内膜溶化出一个小缺口，然后进入到子宫内膜，这就叫着床。从此胚胎就在这里与母体血肉相连，并逐渐发育成长为胎儿。

女性怀孕后，她的子宫内膜就成为胎宝宝所必需的生存环境。女性怀孕的症候是她自己可以觉察到的：一是月经停止；二是乳房肿胀，触摸时有疼痛感。接着还会出现不同程度的妊娠反应，即早上起床时觉得不舒服，有恶心、呕吐现象，或厌恶某种食物，或比平时更易疲劳和瞌睡。

胎宝宝在母体内，一般要生长266天，如果从前一次月经来潮算起，要发育280天。胎宝宝在母体内的发育要经历三个时期：第一个时期为1～13周，长度可达10厘米，但还看不出其性别；第二个时期为14～25周，身体长到25～30厘米，全部器官都可以看出来了，但此时如果早产，成活率只有10%；第三个时期为26～38周，胎宝宝体重可以达到3～4千克，身体各器官都长成，皮肤上的绒毛全部脱落，准备出世。

足月的胎宝宝一般由母亲子宫收缩经过阴道推出体外，这是"自然分娩"。分娩过程中，母亲要经受一至数小时的阵痛。有的母亲因身体的种种情况，难以进行自然分娩，就需要与医生商量后实施剖宫产的外科手术，即胎宝宝不经阴道而直接由腹部开口取出。

由此，人们知道了父母创造生命的奥秘，还懂得了生命的来之不易。每个人都要衷心感谢父母，尊敬父母，珍爱自己，珍惜生命。

选择生男，中断家族色盲遗传

"色盲"这个名称相信大家都不陌生，患者大都是红绿色觉异常，也就是无法分辨红色与绿色，这是一种遗传现象。

色盲占全体男性的4%～5%。一个地区若人口有1亿人，男性约有5000万人，那么色盲患者就有200万人。

这么多男性在分辨红与绿上有困难，对他个人当然会有些不便，但是并没有成为明显的社会问题。理由何在呢？原因之一是因为色盲患者无法胜任某些职业，对婚姻也较不利，因此，大家都隐瞒真相，不愿说出来。

事实上这个遗传并不是由父亲直接传给男孩的，如果色觉异常的父亲生下女孩，这个女孩将成为带原者。当这个女孩成为母亲时，生下的男孩就会得色盲。也就是说，色盲是男性通过女儿再传给其外孙。这就是"霍纳法则"。

因此，患有色盲的家族如果只生男孩不生女孩，则这个家庭的色盲遗传就会中断。

选择生女，避开血友病及夜盲症

遗传是在染色体的作用下，将同质的东西由父母传给子女。因此，亲子间体形、容貌类似就是遗传的结果。在遗传基因中，有一些是不希望传给后代的东西，如血友病、红绿色觉异常（色盲）、夜盲症、肌肉萎缩症等疾病。这些疾病和症状会经由遗传的方式，由父母传给子女。即使是父母传给子女，依疾病的不同，有些性别会发病，有些性别就不会。也因性别的不同，有些会具有潜在致病因子，有些则又不会。

若母亲具有潜在血友病的遗传因子，而父亲是正常的，生下的孩子如果是男孩，50%会出现血友病的症状。但若是女孩的话，虽然也有50％概率的血友病遗传可能性，但是却不会出现血友病症状。

因性别的不同，遗传的情形也不同，这种情形就称为"性连（X染色体）遗传"。为什么会发生这种情形呢？因为遗传因子在X染色体，与Y染色体无关。

女性的性染色体为2条X染色体，即使有一边的X染色体是异常遗传因子，只要另一边的X染色体正常，就可以将另一边的异常"遮盖"过去，所以这类女性虽说是带原者，异常的症状却不会出现。

男性的性染色体是X染色体与Y染色体2条合为1套，当X染色体异常时，由于Y染色体不能"遮盖"异常的X染色体，就会出现遗传病的症状。

基于以上的理由，如果母亲是血友病等性连遗传的带原者，那么生下的是女孩，对孩子而言是幸运的。不只是血友病，像夜盲症、肌肉营养不良症等，基于同样的理由，还是生女孩比较好。

饮食因素影响生男生女

对于许多计划想生女儿或是想生男孩的夫妻来说，除了定期看妇产科、接受医生的建议之外，其实还有一个颇为值得一试的好方法，那就是通过平时饮食的控制，来达到影响受孕胎儿性别的目的。这种通过饮食控制、进而左右胎儿性别的方法，相信是许多新夫妇所不太熟悉的部分。

以饮食控制法来做性别选择，最盛行的地区是法国。其中，又以法兰克西医师为这一方面的专家与奉行者。在他的著作《男孩或女孩——由饮食作胎儿性别选择》(1984年出版)一书中，特别强调的也是食物控制法对胎儿性别的影响力。

在实际的研究中，法兰克西医师报告155名经特殊食谱治疗者，有123名如愿以偿地得男、得女，其成功率为80%。另外，从前来求助的夫妇所做的饮食调查中发现，这些不能如愿以偿生男育女者，他们平时的饮食习惯，恰好较倾向有利于生出他们所不喜欢的胎儿性别的食物。下面介绍针对如何通过饮食控制而增加生男或生女概率的建议。

⭐ 咸男甜女

大部分孕妈妈只听过"酸儿辣女"，却不知道还有一个说法，"咸男甜女"。南非科学家认为，吃红肉和咸食快餐会生男孩，而吃巧克力则有助于生女孩。

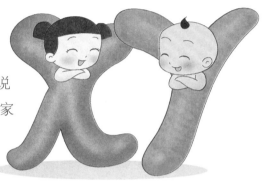

该项研究者表示，孩子性别是由精子中包含的一条染色体决定的，X染色体为女孩，Y染色体为男孩，男性饮食会改变携带X或Y染色体的比率。另外，饮食还会影响子宫环境，从而使之更适合携带X染色体的精子或携带Y染色体的精子。

对很多女性来说，吃巧克力可以调节情绪，可以产生快感，对胎儿生长发育以及胎儿的中枢神经系统的功能都会有良好的影响。但是，巧克力也不能吃太多，因为所含的脂类比较高，吃多了可能会影响其他营养物质的摄入。另外，吃太多的甜食会引起机体代谢增加，使耗能增加，反而使胎儿得不到相应的营养。

⭐ 多吃碱性类的食物易生男孩

根据科学家们对于食物的研究，发现有些食物的属性是酸性的，而有些则是碱性的，倘若一对夫妇在家庭计划的过程中，真的是很想生一个男孩，那么为了增加生出男孩的概率，孕妇就应该要多吃一些碱性的食物，因为这类的食物可以平衡人体的酸碱度，使得人体呈现碱性的状态，增加Y精子顺利与卵子受精、结合的机会。一般来说，碱性食物包括新鲜的蔬菜、牛奶、香蕉、海带等。

⭐ 多吃高热量食物易生男孩

有专家曾对英国700多名首次怀孕的女性进行了调查，请她们提供受孕前的饮食记录。结果发现，在怀孕前日常摄取含热量较高食品的孕妇中，56%的人后来生了男孩，而摄取含热量较低食品的孕妇生男孩的比例只有45%；怀孕前每天早餐吃谷物的孕妇中，59%的人后来生了男孩，而很少吃或不吃早餐的孕妇生男孩的比例只有43%。

⭐ 多吃蛤蚧易生男孩

蛤蚧，尤其是蛤蚧的尾部，含有较高的雄性激素，对女性性腺轴有一定的刺激和调整作用。但是，也可能会使女性排卵增多，如果女性在服用蛤蚧期间怀孕，胎儿就易出现双胞胎或多胞胎现象，备孕女性应谨慎食用。

阴道酸碱度影响生男生女

孕育是一项神奇而伟大的工程，任何一个新生命的诞生都犹如天使来到人间，生男生女只是为人父母最初的企盼。从优生的角度来说，生男还是生女都是一样的，关键是要优生，以得到一个健康、聪明的宝宝。而人为控制性别是为了阻断遗传病，一般都是在怀孕后才进行检查证实的。那么，能不能通过在怀孕前采用某种措施来决定生男生女呢？这个问题一直以来都是一个值得探讨的问题。人类长期以来一直研究生男生女的策略，至今没有明确的定论。但是，医学界得到了共识，那就是正确利用阴道酸碱度变化，对生男生女的选择有着促进作用，而且成功率在80%左右。

生理学认为，阴道是从阴道入口到子宫为止大约9厘米的部分，其内部有黏膜覆盖，皱褶很多，为了防止病原菌侵入，阴道一般情况下是酸性的。而精子讨厌酸性，射精后，精子进入阴道时活动变迟钝，但具体到X、Y染色体，它们对酸性的反应又有所不同。如果待在酸性液中同样的时间，则Y染色体比X染色体更早更快丧失活力。接近排卵日时，子宫颈会分泌碱性黏液。Y染色体的活力更容易得到激发，容易生男孩。离排卵日稍远时，X染色体比较有活力，容易生女孩。

简单理解就是阴道呈碱性有助于生男孩，反之，阴道呈酸性则容易生女孩。一般来说，阴道是呈酸性的，要想改变其酸碱性，就要学会给它沐浴。在国外，用碳酸氢钠溶液冲洗阴道一直是催生男孩的经典方法，而用醋酸溶液冲洗阴道则是催生女孩的经典方法。

碳酸氢钠溶液和醋酸溶液在医院都可以买到。醋酸溶液还可以自己做，买一瓶白醋，用5%的浓度配制醋酸溶液，即1升水中加50毫升白醋，再用阴道冲洗器进行冲洗就可以了。

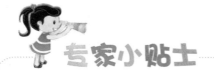

专家小贴士

要想按照自己的意愿选择宝宝的性别，女性可以试试改变阴道酸碱度。但是，这种方法也并非百试百灵，只能作为参考。毕竟生男生女是个世界难题，不是一瓶药水就能搞定的。

夫妻年龄影响生男生女

以正常的男女而言，在自然情况下受孕，生男孩和生女孩的概率各占50%。但是科学研究指出，夫妻的年龄也是影响生男孩或女孩的因素之一。

由于男性的精子数会随着年龄的增加而减少，因而生女孩的概率特别高，这是已被证明的事实。布朗蒂·斯通博士及其同事对5081名年龄为16～72岁的男性参试者的精液样本进行了研究，结果发现，男性年龄越大，其携带X染色体的精子数量越多，因此年龄大的男性婚后更容易生女儿。斯通博士分析指出，中年以后，男性体内雄性激素分泌量的下降幅度大约为每年1%。55岁以后，男人精液中的X染色体和Y染色体比例开始彻底发生逆转。

同时，专家对女性年龄和生男生女之间的关系也做了相关研究。研究发现，带X染色体精子喜欢酸性环境，带Y染色体精子喜欢碱性环境。而女性随着年龄的增长，卵巢的分泌功能减退，内环境受到影响，阴道分泌物性状发生改变，生理激素改变，也会使子宫内的碱性分泌物逐年降低，这些都有可能造成X、Y染色体的精子比例不均衡，生女孩的概率也大幅提高。

因此，一般来说年纪较大的夫妻生女儿的概率比年轻夫妻高。

职业影响生男生女

孩子的性别还可能受你所从事的工作影响。以调理或教学为职业的人更有可能生女儿，而从事会计或工程等职业的人生男孩的概率大得多。

该研究结果公布在伦敦经济学院的一份报告中，这可能有助于夫妇们揣测将来孩子的性别。此项研究还有可能进一步强化两性间的职业分工。研究人员是在对来自各行各业的3000名志愿者的事业和家庭进行研究后得出上述结论的。

同时，有进取心的女人易生男孩。研究人员还发现，坚强自信、有进取心的女性比温顺的女人更有可能生男孩。科学家已经确定，雌性哺乳动物卵子里的睾丸酮含量水平有差异，睾丸酮水平较高的卵子更可能孕育出雄性胚胎。而妇女体内的睾丸酮含量与支配性格强弱有很大关系。

从事男性化职业的孕妈妈更易生男孩，原因是男性化职业的女性在受精过程中，其子宫内的睾丸激素含量较高，因此增加了胎儿是男性的可能性。

根据统计报告显示，男性的职业若是长时间开车的司机（出租车司机、货车司机）、空服员或飞行员、麻醉医师、在深海工作的潜水员，生女孩的概率都特别高。这是因为睾丸受到高温、气压或水压的强烈变化，或是吸入过多有毒的麻醉气体，导致生命力较不强韧的Y染色体精子先行死掉，造成生女孩的概率较大。

男性压力影响生男生女

研究表明，男性压力的大小会影响女方生男生女。原因是，Y染色体精子虽然体态娇小敏捷、游得快，但是寿命短、较脆弱，对环境的适应能力很弱。准爸爸若受孕期间常加班、熬夜、抽烟、喝酒，太过疲累，都会导致Y染色体精子的折损，或元气不足，无力穿过黏稠的宫颈黏液去同卵子会合，而被耐力更持久、寿命更长的X染色体精子占上风。

因此，准爸爸在身体疲劳状态下易生女孩，工作轻松的准爸爸更容易得到男孩。

从职业上来说，工作忙、压力大的男性生女孩的概率很大，如老板、职业经理人、工程设计师、司机、飞行员、麻醉医师等；而心态良好、工作轻松的男性则生男孩概率偏大。

想要生男孩的备孕男性，至少要在妻子怀孕前3个月就要有意识地锻炼身体、调整作息，千万不要太疲劳，保持良好的心态，尽量不加班、不熬夜、少出差，让身体充分放松，好的身体状态有助于Y染色体精子的矫健灵敏，更易让妻子怀上男孩。

在性生活上，想要生男孩的夫妻，在女方排卵日前5天最好禁欲，一方面让男性身体得到充分休息，另一方面女性在排卵时期子宫颈呈碱性，更有利于Y染色体精子生存。

如上所述，工作压力过大、生活压力大的人，特别容易生出女孩。若想生男孩，压力则不要太大，心情应放轻松。

生育帅气男孩的方法

尽管随着一系列制度改革，人们的生活有了很大的制度保障，少了许多的后顾之忧，但是"养儿防老"的观念在一些地方依然根深蒂固，希望生男孩的人仍然很多。这里从遗传病变和优生的角度出发，对生育男孩的一些方法做一个探讨。归结起来，主要有以下几个方面。

方法1：饮食调理法

建议食用以下食物

● 米饭、粗粒小麦粉、玉米片、不加牛乳的面粉食品及糕饼，不加牛乳的白面包及麦制脆饼。

● 食用比往日略高的盐分、茶、综合果汁、泡沫饮料。带点酒味的饮料、加牛乳的布丁及果酱、盐性奶油、鲜肉或腌肉、各类鱼肉皆可进食，一星期只能吃1～2个鸡蛋。

● 干梅、葡萄干、干李子、无花果、杏子、板栗、枣、椰子。

● 奶油及人造奶油、橄榄油、腌制小黄瓜及肉汁。

● 糖、水果冻及冰冻果子露。

忌食用以下食物

少喝牛奶、各类乳制食品（乳酪、酸奶酪等）、贝类、蚌类及各类带有牛乳的饼干、蔬菜色拉、甘蓝菜或花椰菜、水芹、可可、巧克力、芥菜和坚果类食物。

生育男孩的优生食谱

虫草鸭汤

【原料】鸭子1/2只，冬虫夏草5克，精盐适量。

【做法】①鸭子剁块，洗净，汆烫，捞起；②冬虫夏草洗净，与鸭块一起盛入炖锅内，再加入6碗水；③以大火烧开，再转小火炖至鸭肉熟烂，最后加精盐调味即可。

【功效】强阳补精、补益体力。适合男子体虚、阳气不振而欲生男孩者，以及腰常酸痛发麻、发冷者。

【注意】冬虫夏草是滋肺补肾之助阳良品，可以再加入枸杞子、淮山药、山茱萸等药材，以补兴阳固精效果，防治遗精、阳痿。或以鸭子搭配肉苁蓉、锁阳、淫羊藿、鹿茸、益智仁等药材，可补肾、强健筋骨、壮硕精气。

红糟鸡

【原料】鸡腿2只，红糟2大匙，老姜1块，棉线2条，食用油、酱油、红糖各适量。

【做法】①鸡腿剔去骨头，洗净拭干，以棉线捆卷扎紧；老姜洗净，切片备用。②食用油锅加热，下姜片爆香，放红糟炒酥；将原料盛入锅中，再加适量水和调味料，煮至鸡肉熟烂入味，熄火。③等到晾凉，将鸡肉取出，拆出棉线切片，再将汁液淋上即可。

【功效】本品养气益肾、帮助生男。手脚心经常发痒、长疹者宜多食用。

【注意】此品活血、益肝肾，而肝肾与神经系统及生殖能力密不可分，对调节生理功能与生儿育子有主导作用，适合丈夫进补。或以鸡分别搭配肉苁蓉、鹿茸、菟丝子、蛇床子、核桃肉、补骨脂、巴戟天等药材，有活跃精子、助生男孩的效果。

五仁酥

【原料】红枣10枚，松子仁、核桃仁、腰果、南瓜子各50克，麦芽糖2大匙。

【做法】①将红枣洗净拭干，去核，切碎；其他材料皆切碎；麦芽糖盛入大碗中，微波90秒钟，使之软化。②平底锅烧热后，倒入所有切碎的材料，以小火慢炒均匀，盛起，加入麦芽糖和匀，然后手蘸冰水将材料捏成球状，待晾凉后凝结即可。

【功效】保护生殖机能，维持细胞活力。

【注意】坚果类富含维生素E，能控制细胞氧化，维持细胞机能，可安定神经，营造健康受孕环境，并保护生殖机能，促进精子的活力与子宫内膜的健康，提高受孕男胎的概率。

方法2：性交体位法

想生男孩在性交过程中要掌握这些体位技巧，具体如下：

后侧位	男女同方向躺着，男性从后面插入。女性把膝稍微屈曲，向前弯曲身体，可以较深地结合在一起。
正常位	男上女下。如女性膝部稍稍立起，可结合得更深。
屈曲位	即正常的变形，女性把大腿屈曲，把脚抬到上面而深度结合。
骑乘位	即女上男下位。女性的身体不是立着，而是俯伏，靠在男性身体上面，使腰落低。

肘膝位	女性俯伏着，膝部立起，腰部提起，男性从后面插入。
高腰位	正常位，把女性的腰部抬高的状态。在腰下垫入枕头等，使腰的位置抬高。
前坐位	男女相向而坐的姿势，把腰落低，深深地结合。

方法3：人工授精法

可以控制生男的精子分离术是爱瑞森法。爱瑞森法是以人血清蛋白来分离X染色体精子及Y染色体精子。这是因为血清蛋白具有许多分离精子所需的特性——黏性适当，既可延续不善活动的X染色体精子往下沉，又不会因浓度太高而阻止善泳的Y染色体精子往前推进。将血清蛋白上部的精液连同大部分血清蛋白抽掉，剩下底部少许血清蛋白层以另一吸管抽出，放进试管中，再以生理性溶液冲洗。经离心后，把剩余的血清蛋白和溶液抽出丢弃。此时所剩下的精液约为原来的1/10。但是其中含有的Y染色体精子可占80%。大部分的X染色体精子和已死的精子残渣则不包括在其中。利用注射针筒把圆柱底部的精子抽出，再以细小塑胶管注入子宫颈口（即人工授精），则生男机会大增。

方法4：碳酸氢钠冲洗法

以碳酸氢钠冲洗法控制生育，首先由德国伍答伯加提出。起初，他采取碳酸氢钠溶液清洗阴道的方法来治疗不孕症患者。结果，他发现那些接受治疗者产下的婴儿大多是男孩。而且在第1年的治疗中，53例成功例子竟然全部生下男孩；尔后的追踪也大抵出现相同的趋势。

于是伍答伯加作出以下的结论："阴道是碱性时，Y染色体精子能活泼地运动，与卵子结合的机会大增，此乃生男孩的先决条件；若阴道呈现酸性时，X染色体精子则较为活泼，生女孩机会自然大增。"性交前用碳酸氢钠清洗阴道，目的是造成一个碱性环境，以提高生男孩机会。

伍答伯加理论一经提出后的确造成了相当大的轰动，许多学者暗中研究追踪其正确性；想生男孩的妇女也到医院求助，或自己到药房购买碳酸氢钠治疗。

经过多年来的观察后，了解某些碱性物质如氢氧化钠、氨等会造成阴道黏膜的伤害，并不适于作冲洗之用。所以，仍以碳酸氢钠最为合适。

碳酸氢钠的实际使用方法如下：

①准备一个纯净的阴道冲洗器。

②注入约200毫升的温水。

③加入1小匙购自医院或药房的碳酸氢钠。

④于性交15分钟之前，以冲泡好的碳酸氢钠溶液清洗阴道2～3分钟。

另外，一种较简单的方法是用脱脂棉蘸取碳酸氢钠高浓度液，塞入阴道2～3分钟亦可。而最近新出品一种可改变阴道酸碱度的"绿色冻膏"，也有令人满意的效果。

生育漂亮女孩的方法

女人如花，为这个世界增添了太多的色彩，更因为女人的柔情让人倍加爱恋。从父母的角度来看，女孩比较细心、体贴，所以有"女儿是父母贴心小棉袄"的说法。于此种种，生一个可爱且漂亮的小姑娘，成为了很多人的心愿。这里依然结合优生和遗传病变的相关原理，对生女孩的方法做一个初步的归结和探讨。

方法1：饮食调理法

想生女孩的夫妻，可以试着增加女性血液中的酸度，这样也可以让阴道的酸度提高，有利于生女孩。女性可以尽量吃鱼、肉类、蛋白及酸性的水果，让体质偏酸性；而男性则可以多吃碱性的食物。

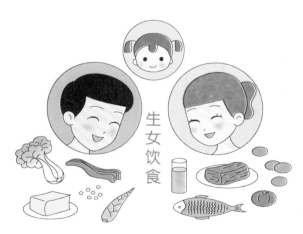

碱性食物包括：豆类（带荚或绿色的豆）、水果（香蕉、李子等）、蔬菜、鲜牛奶、谷物、茶、海藻、海带、酵母、碘、钙、维生素D。

酸性食物包括：所有肉类、鱼、除鲜奶外的乳制品（如奶油、冰激凌、乳酪、调味乳）、米麦面粉类制品、罐头、玉米、蛋白、酸性水果、巧克力、饮料、醋。

另外，这里再介绍一些生育女孩的优生食谱：

🍲 凤爪猪尾番茄汤

【原料】猪尾2根，凤爪3只，番茄1个，精盐适量。

【做法】①将猪尾、凤爪分别洗净，剁块，余烫捞起；番茄于表面轻划几刀，再焯烫去皮，捞起切块备用。②将这些原料盛入煮锅内，加5碗水熬汤，熬至猪尾、凤爪软熟，加精盐调味即可。

【功效】这道汤能适度调节体质为偏酸性，且番茄含维生素C，有益铁质吸收，可促进造血功能。

【注意】含有X染色体的精子是决定生女儿的遗传主因，它适合于生存在酸性的环境中。改变女方的体质成偏酸性，易得女儿；如果夫妻双方共同配合调理成较利于X染色体活动的生理环境，生女儿的概率会更高。

🍲 五味炖鸭

【原料】鸭1/2只，当归、黄芪各15克，枸杞子10克，川芎5克，精盐适量。

【做法】①把鸭剁块，洗净，余烫，捞起，其他原料以清水快速洗净。②把以上原料放入锅内，加水至盖过原料，以大火烧开后转小火慢炖，煮至鸭肉熟烂，加精盐调味即可。

【功效】本品滋阴养血，有益生女。

【注意】本品适合夫妻双方共同食用，尤其适用于丈夫，鸭肉配归芪可滋阴补血，女性属阴，阴主导血行，血行佳有益生女儿。再搭配食用如鸡、鸭、肉、海鲜之类的酸性食物，改变体质呈酸性，增加精子中X染色体的活动力，有助于受孕生女孩。

🍲 桂圆鸡汤

【原料】鸡腿1只，桂圆50克，精盐适量。

【做法】①鸡腿剁块，洗净，盛入煮锅内，再加水至淹没过原料，以大火烧开后，转小火慢炖约20分钟。②将桂圆肉剥散加入，煮至鸡肉熟烂即可。可随个人口味酌加精盐，或取原味也很可口。

【功效】本品能益心活血，有助于生女孩。

【注意】桂圆肉养血益心，能补营血之不足，且具滋阴效果，有助生女。并能调理失眠、惊慌、焦躁、厌食等情形。且本品男女皆宜，搭配酸枣仁、芡实等药物，则可济血虚肾虚，改善神倦、遗精；搭配红枣、当归、黄芪等，则能调经理带、助通血行、滋补真阴。

方法2：性交体位及频率

想生女孩的夫妻在性行为过程中，可尽量采取浅插入的姿势。男性采取浅插入的位置，射出的精子必定要在酸性的阴道内停留一段时间，让Y染色体精子尽可能被淘汰，只留下X染色体精子。

正常体位	女性把两腿伸直，并且尽量地把两腿合拢，或者女性稍微后退，把两腿伸直，男性不要插入太深，从而避免结合太紧密。
后体坐位	男性靠在女性身上，掌握插入深度，在男性射精时，女性把臀部抬起来一些，不让阴茎插入太深。
后侧体位	男女面向相同的方向，女性尽量把两腿合拢，并且尽量把腰伸直。
后背体位	男性从女性后面插入，男性在后面可以掌握插入的深浅，应尽量插入得浅一些。

想生女孩的夫妻，性交次数宜频繁，在最后一次行房前，不必节制性行为的次数。因为性行为的次数多，可以使Y精子的数量减少。虽然性行为的次数不必节制，却也不能过度，以免男性的体力过度消耗。

方法3：避免性高潮

正常女性的阴道通常呈现强酸性（pH3.8～4.2），第一次高潮后为酸性（pH5.2～6.0），第二次高潮后，会变化成弱酸性（pH6.3～6.8）。因为精液属于碱性（pH7.4～7.8），且达到高潮时，会增强阴道的碱性，再加上碱性的环境比较适合Y染色体精子的生长，所以想生女孩的人应尽量避免性高潮，减少让阴道碱性增强的机会。

方法4：排卵日前3天停止性交

通常在排卵日当天，妇女的体内就会分泌多量且透明的黏液，这些黏液可以阻止精子进入子宫中，只停留在酸性的阴道里，在酸性的环境中不适合Y染色体精子生长，使得Y染色体精子被淘汰，而留下X染色体精子，等子宫的黏液溶解后，X染色体精子便能顺利地与卵子结合，而生女孩。因为精子在子宫内有3天的生存期，所以如果要避开在排卵日当天受精，必须要在排卵日3天前就停止行房。

方法5：让阴道呈酸性

X、Y染色体精子在酸碱值不同的环境里，游动的速度也不相同；Y染色体精子在碱性的环境里比较会游动，而X染色体精子在酸性的环境里较为活跃。所以，如果夫妻俩希望生女孩时，可以利用X染色体精子喜好酸性的特质，将阴道环境呈现为酸性，便可提高生女孩的可能性。女性也可在性行为前，以少量而干净的温开水稀释醋酸之后，冲洗阴道，让阴道呈现酸性的环境，有助于生女孩。

去伪存真：揭秘生男生女的民间传说

在民间，一直流传着很多关于生男生女的说法。如酸儿辣女、肚子尖的是生儿子、皮肤变好的生女儿……这些民间说法，有些妈妈说准，也有些妈妈说不准。其实，传言毕竟是传言，如今是科学时代，要揭开它们的真相，当然一点也不难。现在，让我们一起去揭秘，科学破解生男生女的民间传言。

酸儿辣女：口味决定男女性别

"酸儿辣女"之说在民间可谓源远流长。在"不孝有三，无后为大"的传统观念影响下，有些生怕绝后的家庭，如果妻子、儿媳孕后喜欢吃酸味食物，便欢天喜地；若喜辣，则对准妈妈另眼看待，甚至强迫其做人流，以盼下次怀孕喜酸食以生个男孩。

孕育专家认为，"酸儿辣女"的说法是没有科学根据的。从医学上来说，生男生女主要是由染色体决定的，母体中的卵子都是带X染色体的，而精子中是含有X或Y的染色体，如果进入卵子的精子是带X染色体的，就是女孩。如果进入卵子的精子是带Y染色体的，就是男孩。所以说生男还是生女，其实是由父亲决定的。从一定意义上说，生男生女跟受精卵的受孕环境有关系，也就是说跟输卵管周围的环境有关系。准妈妈怀孕初期出现食欲下降、对气味敏感、嗜酸或嗜辣，甚至想吃些平时并不喜欢吃的食物，均属于正常的妊娠生理反应，原因是孕后内分泌活动改变，胎盘分泌绒毛促性腺激素。这种激素会抑制胃酸分泌，使胃酸分泌量减少，从而降低了消化酶的活性，影响食欲与消化功能，与胎宝宝性别无关。

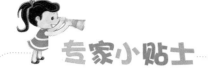

专家小贴士

准妈妈口味还与不同地域、不同家庭的饮食习惯有关。如南甜北咸、东辣西酸，可各地新生宝宝的性别比例并无显著差异。胎宝宝的性别是由性染色体决定的，仅以准妈妈口味的变化来判断胎宝宝的性别是毫无科学根据的。

饭量大的准妈妈易生男孩

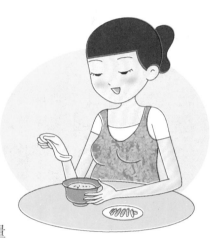

据国外科学家最新研究发现，准妈妈在怀孕期间进食量大，生男孩的概率比较大，同时出生的男婴要比女婴重。

研究人员通过对244名准妈妈进行的6个月的观察研究表明，男婴睾丸分泌睾丸激素是怀男婴的准妈妈进食量大的直接原因，也就是说饭量大的准妈妈容易生男孩。

孕育专家认为，新生的男婴通常情况下比女婴重，这一普遍现象将有助于对准妈妈怀孕期间婴儿性别的识别。怀有男婴的准妈妈在怀孕期间要消耗体内10%以上的卡路里和8%以上的蛋白质。准妈妈必须通过吸收大量碳水化合物和动植物脂肪来补充体内能量。研究数据也表明，在胚胎中的男婴要比女婴需要更多的营养和能量来维持自己的生长。

不穿防辐射服易生女孩

有人认为，在医院放射科工作人员中，大多生的是女儿，有人认为经常接触射线辐射的男性，导致生命力不强的Y染色体精子先行死亡，造成生女孩的机会特别多。于是得出结论，不穿防辐射服易生女孩。事实果真如此吗？

孕育专家认为，某一个时间段或者某一地域，有过生女孩或者生男孩比较多的现象是很正常的，但从整体上来看，医院放射科人员的孩子中，男孩女孩的比例还是均衡的，根本没有大多生得是女孩的这种现象。专家介绍，如果防护不当，X射线等会对人体的免疫系统、血液系统等方面带来损害，可并不会对生男生女带来影响。

肚尖生男，肚圆生女

据有关资料显示，孕妇肚子的形状很大程度上是由胎儿的个头决定的，尽管男孩在出生时的平均体重确实要重过女孩，但是这种差距，并不足以让孕妇隆起的肚子让人产生一目了然的差别。

此外，胎儿在子宫中的体位也是会影响妈妈肚子形状的。如果婴儿在子宫中背朝妈妈，那么妈妈的肚子就会更突出，反之如果婴儿在子宫中面对妈妈，则会使腹部显得更平坦。这些都和孩子性别没什么关系。所以，那些靠肚子形状判断胎儿性别的方法是没有科学依据的。

皮肤好坏判断男女

如果准妈妈在怀孕以后脸色变得更好看，皮肤变得更细腻，怀的多半是女孩；如果怀孕以后脸上的斑点、痘痘变多，脸色也没有原来好看了，那么怀的多半是男孩。

这种说法，可能是基于内分泌的角度来进行分析的。如

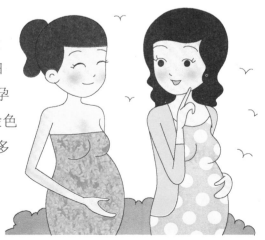

果怀的是女孩，女孩的内分泌系统和妈妈是相同的，分泌的雌性激素占优势，所以妈妈的内分泌系统等于是有了额外的产出，或者相当于妈妈服用了雌性激素，皮肤自然会越来越好。如果怀的是男孩，男孩的内分泌系统分泌的是雄性激素占优势。

但是，目前并没有相关的研究结果可以证明这一点，举个例子，如果准妈妈怀的是龙凤胎，那是要变丑还是变漂亮呢？

胎梦暗示宝宝性别

许多孕妈妈都有过胎梦，她们甚至还相信，如果在孕期梦见龙、虎、蛇、乌龟等动物，则肚子里大多是男孩；若是梦见红辣椒、水果、花草、蝴蝶等说明是女孩。

目前来说，妇产科或精神科等相关领域，尚未有人对于胎梦做出正式回应，在没有言论和著作的情况下，准妈妈们大多都是在网站讨论区上得知"胎梦"，然后开始互相交换胎梦的经验。

实际上，所谓"日有所思，夜有所梦"，胎梦也不例外。至于肚中怀的是男宝宝还是女宝宝，这和梦境没什么大的联系，只是你的"意识"在作怪而已。虽然网上有很多妈妈晒出自己曾经的胎梦，以证明这是准确的，那只能说是巧合而已。目前也没有相应的医学证据可证明胎梦和胎儿性别有关系。

正常的梦境活动，是保证机体正常活力的重要因素之一。孕妇及其家人做到与胎儿有关的梦，可以看作是睡眠状态下某种心理活动的延续，表示他们想达成某种愿望，如想要男孩或是女孩、希望孩子健康等。不要把胎梦看得过于神秘，迷信胎梦反而会对孕妇的心理产生不好的影响。

生男生女大总结

说法一：肚皮软是女孩，肚皮硬是男孩。

说法二：胎心像马蹄声且强有力是男孩，像锣鼓声且力弱是女孩。

说法三：准妈妈的腰粗是女孩，腰变化不大是男孩。

说法四：先见红是男孩，先破水是女孩。

说法五：怀孕后变丑为男孩，变漂亮为女孩。

说法六：手的汗毛或眉毛变淡，会生男孩。

说法七：胎动瞬间反应剧烈，是男孩；反应较温顺的，是女孩。

说法八：准妈妈想吃甜食，会生女孩。

说法九：胎宝宝在肚子内经常活动的，是女孩；不太爱活动的，则是男孩。

说法十：太太主权的家庭，会生男孩；丈夫跋扈的家庭，会生女孩。

说法十一：害喜轻微的，会生女孩；严重的，会生男孩。

说法十二：母亲的人中凹陷较深，会生男孩。

说法十三：若有流产迹象，会生男孩。

说法十四：第一胎宝宝的大腿上若有一条横纹，下一胎会生男孩；若有两条横纹，会生女孩。

说法十五：第一胎若是男孩，在1～2年内怀孕，第二胎也会生男孩；若隔了4～5年以上，会生女孩。

说法十六：母亲的性格温柔，会生女孩；严肃的，会生男孩。

说法十七：母亲常吃肉，会生女孩；常吃青菜，会生男孩。

说法十八：胎动感觉拳打脚踢和整个身体翻动为男孩，只有整个身体翻动为女孩。

说法十九：比预产期早生男孩，晚则生女孩。

说法二十：肚脐突出生男孩，不突出生女孩。

以上种种生男生女的说法，孕育专家认为，都是没有科学依据的，都是不可信的。

附录 孕期常会出现的异常情况

孕早期可能出现妊娠剧吐

准妈妈在孕初3个月内，经常会出现头晕、倦怠、择食、食欲不振、轻度恶心呕吐等症状，称为早孕反应。早孕反应一般对生活、工作和学习影响不大，不需特殊治疗，多在妊娠3个月以后自然消失。而妊娠剧吐则指少数准妈妈早孕反应严重，恶心呕吐频繁，不能进食，影响身体健康，甚至威胁准妈妈生命。其临床表现差异很大，绝大多数患者经治疗后痊愈，极个别患者可因剧吐而死于某些并发症，如酸中毒、肝功能衰竭等。

一旦发生妊娠剧吐，千万不要视而不见，更不要擅自利用药物抑制孕吐，一定要及时就医，并在医生指导下积极治疗。在积极治疗的同时，进行一些必要检查，排除葡萄胎、急性病毒性肝炎、胃肠炎、胰腺炎或胆管疾患的可能。若积极治疗仍无好转，可考虑终止妊娠。

孕中晚期可能出现小腿抽筋

女性在怀孕以后，特别是第一次怀孕的女性，往往有可能发生下肢痉挛，即小腿抽筋，并多发生在夜间。准妈妈下肢痉挛，主要原因是是缺钙造成的。当人体内血钙过低时，神经肌肉兴奋性就会增加，容易被"激动"。当肌肉被"激动"时，其表现就是收缩，而肌肉的收缩效果呈持久性的状态，就叫作痉挛。

胎宝宝在生长发育过程中，特别是胎宝宝的骨骼生长需要大量的钙质，而这些钙质需要由母体摄入的食物中供给。如果母体食物中给钙不足，就要动员母体储备的钙来补充胎宝宝所需要的钙。而母体储备钙不足，或者准妈妈本身吸收钙质的能力低弱(如缺乏维生素D)，就会造成血中钙质含量的降低，以致引起肌肉痉挛。母体缺钙比较严重，不但会影响胎宝宝的骨骼发育，而且还可引起准妈妈发生手足抽搐和骨质软化症。准妈妈发生下肢痉挛的特点主要有以下几个方面：

● 发生痉挛的轻重程度不一样。在整个妊娠期可有症状减轻的时候，或者呈间断性发作，也有自然痊愈的。体质弱的准妈妈容易发病。

● 妊娠期下肢痉挛与准妈妈的缺钙程度密切相关。什么时候准妈妈缺钙，什么时候就可发生下肢痉挛。一般在妊娠早期比较轻，但会随着妊娠月份的增加而逐渐加重。如果准妈妈及时适量补钙，痉挛就会减轻或消除。

● 痉挛一般多发生于晚上或睡觉的时候。这主要是因为夜间，特别是睡眠时，大脑皮质处于休息的状态，而受大脑皮质管理的各种神经系统(尤其是迷走神经)相对地呈现兴奋状态，因而下肢痉挛在晚上容易频繁发作。一般夜间发生4～20次不等，每次持续时间可达1～3分钟。

也有的准妈妈在久坐、疲劳或受寒时容易发病。此外，妊娠后期子宫增大，使下肢血液循环运行不畅，也可引起下肢痉挛。

准妈妈补钙，可从以下几点进行调理：

● 为了更好地补钙，准妈妈要多吃大豆、河虾、虾米、紫菜、海带、发菜、黑豆、老豆腐、银耳、芝麻酱、豆腐丝、榛子仁、西瓜子、南瓜子等。若有条件的话，可每日饮用牛奶250毫升。怀孕晚期可口服钙片，每日3次，每次1片。

● 少吃含有磷酸盐多的食品。有人认为，磷酸盐过多时，能在肠道中与钙结合成难溶性的磷酸钙，从而降低了钙的吸收。

● 少吃含有草酸多的食物，如菠菜、红苋菜、竹笋、牛皮菜、茭白、芋头等。因草酸含量过高，可以和钙结合成不溶性植物钙，影响钙的吸收。

孕中晚期可能出现便秘

便秘是准妈妈最常见的烦恼之一，也是孕期容易疏忽之处。然而，千万别小看这些习以为常的小毛病，一不留神它就会让你遗恨终生。尤其是到了妊娠晚期，便秘会越来越严重，常常几天没有大便，甚至十多天都未能排便，从而导致准妈妈腹痛、腹胀，严重者可导致肠梗阻，并发早产，危及母婴安危。有的便秘使准妈妈分娩时，堆积在肠管中的粪便妨碍胎宝宝降临，引起产程延长甚至难产。

便秘还会增加准妈妈体内毒素，导致机体新陈代谢紊乱、内分泌失调及微量元素不均衡，从而出现皮肤色素沉着、瘙痒、面色无华、毛发枯干，并产生斑点等。还会引起轻度毒血症症状，如食欲减退、精神萎靡、头晕乏力，久而久之又会导致贫血和营养不良，对胎宝宝的发育很不利。经常排便用力，还会促使痔疮的形成。并且，还会使乳房组织细胞发育异常。

治疗孕期便秘也要小心，不恰当的治疗也会对胎宝宝造成伤害。准妈妈们属于特殊群体，在治疗便秘时，不要口服润滑性的泻药，如蓖麻油、液体石蜡等，这会影响肠道对营养成分的吸收，使胎宝宝的营养得不到很好的保障。而服用导泻剂或者强刺激作用的润肠剂，会使胃肠蠕动增强，引起子宫收缩，导致流产或早产。润滑性泻剂（液体石蜡）则会减少准妈妈对脂溶性维生素，如维生素A、维生素D、维生素E、维生素K的吸收，使新生宝宝易发生低凝血酶无血症而致出血。那么，准妈妈应如何防治便秘呢？

● 出现便秘，应先从饮食调整、生活习惯调整入手，可加用食疗方法，如菜粥、松子仁粥等。多吃富含纤维素的食物，膳食纤维可加速肠道蠕动。

● 养成定时大便的良好习惯，可在晨起、早餐后或晚睡前，不管有没有便意，都应按时去厕所，久而久之就会养成按时大便的习惯。

● 适当进行一些轻量活动，促进肠管运动增强，缩短食物通过肠道的时间，并能增加排便量。

● 可在每天早晨空腹饮一杯开水或凉开水，这也是刺激肠管蠕动的好方法，有助于排便。

● 可多饮蜂蜜水，蜂蜜有润肠通便的作用，可调水冲服。

对于有便秘的准妈妈来说，应少吃或不吃不易消化的食物，这些食物有：辣椒、莲藕、蚕豆、荷包蛋、糯米粽子、糯米汤圆等。准妈妈便秘期间，不宜进食的水果有菠萝、柿子、桂圆、橘子等。

如果采取以上方法仍发生便秘者，可以服一些缓解药，如中药麻仁润肠丸、番泻叶冲剂或果导片等。也可以用开塞露或甘油栓来通便，但必须要在医生指导下进行。禁用蓖麻油泻剂，以免引起流产。

孕晚期可能出现水肿

怀孕晚期，也许你会遇到这样的情形：清晨起床时还神采奕奕，到了黄昏时却双脚无力，小腿肚往下压时会凹陷，显示身体已经水肿。

妊娠后，肢体面目等部位发生水肿，称为"妊娠水肿"，亦称"妊娠肿胀"。准妈妈发生水肿是由于静脉回流不畅所引起的现象。通常在怀孕后期时准妈妈会出现此症状。如妊娠7个月后，单纯只是脚部轻度水肿，无高血压、蛋白尿等其他不适，为妊娠期常见现象，产后会自消。妊娠水肿可采用以下食疗方进行缓解：

● 冬瓜150克，洗净，切块，放清水中炖，每日2次，当菜吃。

● 鲤鱼1条(约250克)，去鳞及内脏，与60克赤豆同放沙锅中用小火炖，待鱼熟豆烂时食用，每日1次，连服3～5天。

● 鲤鱼250克，去鳞和内脏，加黑木耳30克及水、食用油和少量精盐煮熟吃，每隔5日吃1次。

● 冬瓜皮、赤豆各50克，水煎服，每日1次。

● 鲤鱼500克，不加盐或加极少量盐煮熟吃，每日1～2次。

妊娠后，如果肢体面目水肿、少气懒言、食欲不振、腰痛、大便溏薄、舌质淡、苔白、脉滑无力，多为病态，应尽快找医生诊治。

孕期可能出现妊娠贫血

血液中最主要的成分是血红蛋白。血红蛋白是一种蛋白质，能将氧输送到身体的组织中去。如果身体内的血红蛋白低于标准量，就是患有贫血。最常见原因是身体内的含铁量缺乏。另一个原因可能是叶酸含量不足所致。

轻度贫血准妈妈可能会忽视，但如果病情严重，准妈妈可能有下列症状中的一种或数种：苍白、无力、疲乏、气促、头晕、眼花、耳鸣、水肿、心悸（明显感觉到心跳）。其实，不仅准妈妈，许多女性都患有贫血症。那么，准妈妈应如何预防贫血症呢？

● 补充足够的营养物质，做到不偏食、不挑食，以满足准妈妈本身及胎宝宝的需要。动物的内脏、绿色蔬菜、动物蛋白及植物蛋白类食物中均含有丰富的蛋白质、铁、维生素，如蛋黄、瘦肉、海带、黑芝麻、黑木耳、黑豆、大米、桃、苹果等。用铁锅炒菜也可补充铁。

● 及时治疗慢性失血，如痔疮、牙龈出血、鼻出血、钩虫病等疾病。如有慢性消化不良时，要及时治疗，以促进营养物质的吸收。

● 常吃富含维生素C的新鲜水果和绿色蔬菜，如橘子、山楂、番茄、苦瓜、青椒、莴笋等。维生素C有参与造血、促进铁吸收利用的功能。上述食物在日常饮食中应注意搭配，尽量做到食物的多样化。

孕晚期可能出现早产

如果准妈妈在满28~37孕周（196～258天）开始出现有规律的宫缩，从而导致宫颈开始变薄或开大（医学上称为宫颈容受和扩张），那么你就处于早产临产阶段了。如果你在宝宝满37周前分娩，就叫作早产，而宝宝就属于早产儿。

据文献报道，早产儿占分娩总数的5％～15％。在此期间出生的体重1000～2500克、身体各器官未成熟的新生宝宝，称为早产儿。早产儿死亡率国内为12.7％～20.8％，胎龄越小，体重越轻，死亡率越高。死亡原因主要是围生期窒息、颅内出血、畸形。早产儿即使存活，亦多有神经智力发育缺陷。国内早产占分娩总数的5%～15%，约15%早产儿于新生宝宝期死亡。近年来，由于早产儿治疗学及监护手段的进步，其生存率明显提高，伤残率下降。国外学者建议将早产定义事件的上限提前到妊娠20周。因此，防止早产是降低围生儿死亡率和提高新生宝宝素质的主要措施之一。

为了避免发生早产，准妈妈应积极预防早产的发生：

● 注意控制饮食中的盐分摄入，以免体内水分过多而引发妊娠高血压综合征，从而引发早产。

● 忌劳累，每天按时起居，注意休息。忌长时间做压迫腹部的家务劳动，避免撞击腹部，避免剧烈活动。节制性生活，特别是曾有流产或早产史的准妈妈，在孕晚期应禁止性生活。

● 注意孕期卫生，充分认识各种可能引起早产的因素，并加以避免。预防便秘和腹泻，避免因此引起子宫收缩，引发早产。坚持定期做产前检查，一旦发现胎位异常，应及时在医生指导下积极纠正。

在34～37周之间出生的早产儿一般情况下可健康存活。但如果你在34周前就已经出现早产临产症状，医生可能会阻滞产程几天，以便给宝宝应用皮质激素，来帮助宝宝的肺部和其他器官加快发育，这样可以大大增加宝宝出生后的生存概率。

总之，准妈妈一旦出现阴道分泌物增多，或分泌物性状发生改变（指分泌物变成水样、黏液状或带血色，即使仅仅是粉红色或淡淡的血迹）；腰背部疼痛（特别是在以前没有腰背部疼痛史的情况下）；腹部疼痛，类似月经期样的痛，或者1小时内宫缩超过4次（即使是宫缩时没有疼痛的感觉）；出现阴道流血或点滴出血；盆底部位有逐渐增加的压迫感（宝宝向下压迫的感觉）等早产症状时，就应尽快去医院就诊，不可延误时机。

过了预产期还不生

每一位准爸爸准妈妈从得知小生命在子宫中安家落户起，就想象着宝宝出生后的模样，并日夜盼望着宝宝能平安健康地出生。然而，有些胎宝宝却和准爸爸准妈妈捉迷藏，就是不肯按时报到，这就成了准爸爸准妈妈的一块心病。在医院里，妇产科医生经常会听到一些准妈妈焦

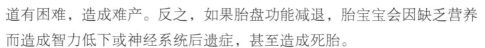

急地询问："我早过预产期了，怎么一点临产的症状也没有？会不会有什么危险？"现在，我们就来了解一下什么是过期妊娠，因为这种情况会给母子带来一定的危险，必须提前注意，尽量避免。一旦出现，要学会正确的处理方式，才不至于后悔莫及。

孕前月经周期正常的准妈妈，如果预产期超过2周以上而未能临产，就称为过期妊娠。由于受传统观念的影响，有一部分人认为妊娠时间越长孩子就越强壮，命就越好，而且坚信"瓜熟一定蒂落"，所以就只是在家等待。其实，这种观念是错误的。过期妊娠者，如果胎盘正常，则可能导致胎宝宝长得过大，致使胎头太硬，分娩时通过产道有困难，造成难产。反之，如果胎盘功能减退，胎宝宝会因缺乏营养而造成智力低下或神经系统后遗症，甚至造成死胎。

有关资料统计，过期妊娠围生儿死亡率为正常妊娠期围生儿死亡率的3～6倍，而且过期越久，死亡率越高，且初新妈妈过期妊娠胎宝宝较经新妈妈胎宝宝危险性更大。

准妈妈超过预产期2周仍未临产时，要确定是否真正是过期妊娠，应再次核实末次月经时间，弄清月经是否规律以及早孕反应时间及胎动出现的时间，检查子宫增大的记录。有些准妈妈因怀孕前服用避孕药或因其他原因导致月经周期延长，这时应将孕期后推。无并发症及合并症者，妊娠41周，应及时住院引产，以免胎宝宝在子宫内因缺氧而死亡。

随着围生医学的发展和产前胎宝宝监测技术的提高，做好计划，制订合理的分娩方案，是可以达到良好的分娩结果的。因此，准妈妈预防过期妊娠应注意以下几点：

● 定期到医院进行产前检查。

● 核对末次月经来潮日期及月经周期，以准确计算胎龄。

● 合理安排好工作、休息时间，适当参加体育活动(有相应合并症者除外，如妊娠期高血压疾病等)。

● 从自觉胎动开始要自我监测胎动次数，每天早上、中午和晚上各计算胎动次数1小时，详细记录，一般12小时不少于10次，并经常做动态的比较，一旦胎动明显增多或减少，要及时就诊。

● 定期进行B超检查，监测羊水变化，如出现羊水过少，要及时就诊。若羊水不少，胎宝宝大小适中，胎盘功能正常，宫颈尚不成熟的，可积极进行宫颈软化，在全面监测后，延迟分娩 2 ~ 3 天。如果没有条件监测，则应及时采取引产措施，勿使妊娠超过42周。

总而言之，对于过期妊娠，不能等闲视之，但也要保持良好的心态，轻松愉快地迎接新生命的到来。

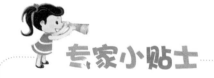

瓜熟未必蒂落，过期妊娠会给母婴带来很大危害。为了确保母子平安，做到优生优育，准妈妈应尽量避免过期妊娠。女性在怀孕期间要定期进行产前检查，加强围产期保健及产前监护。

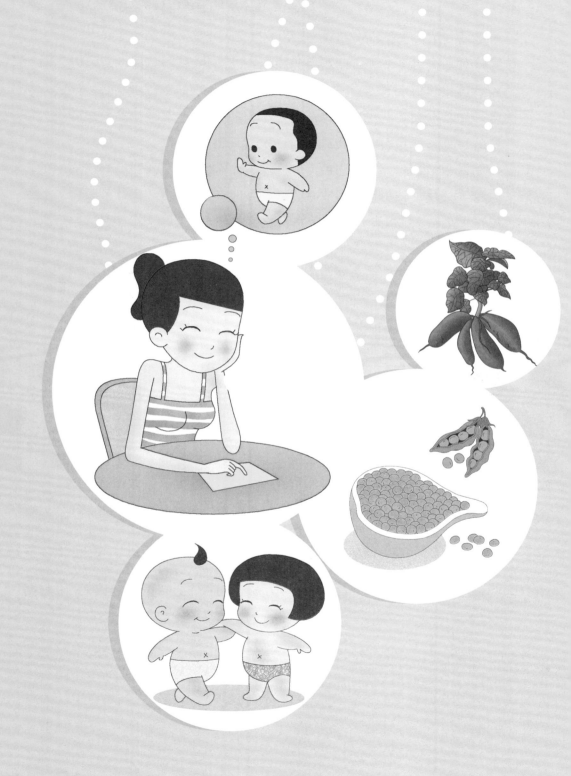

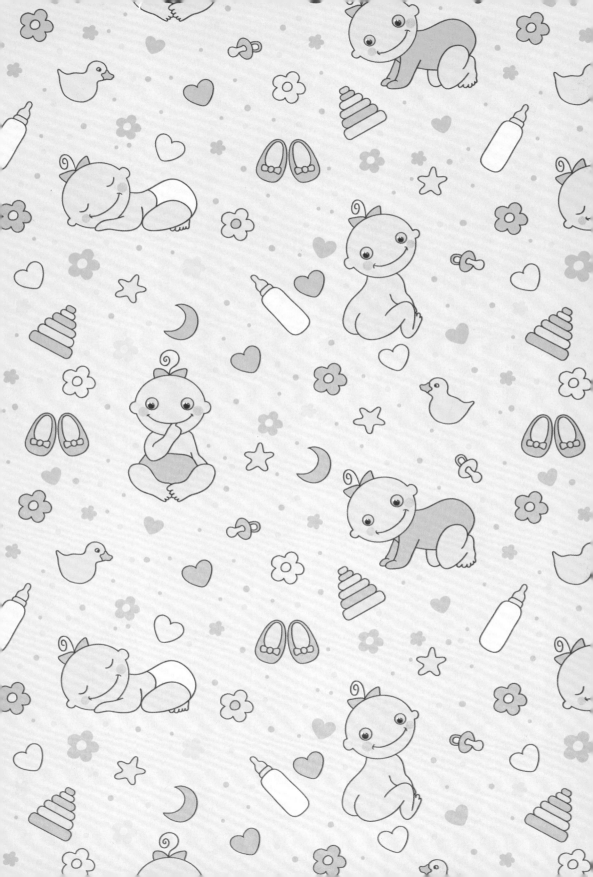

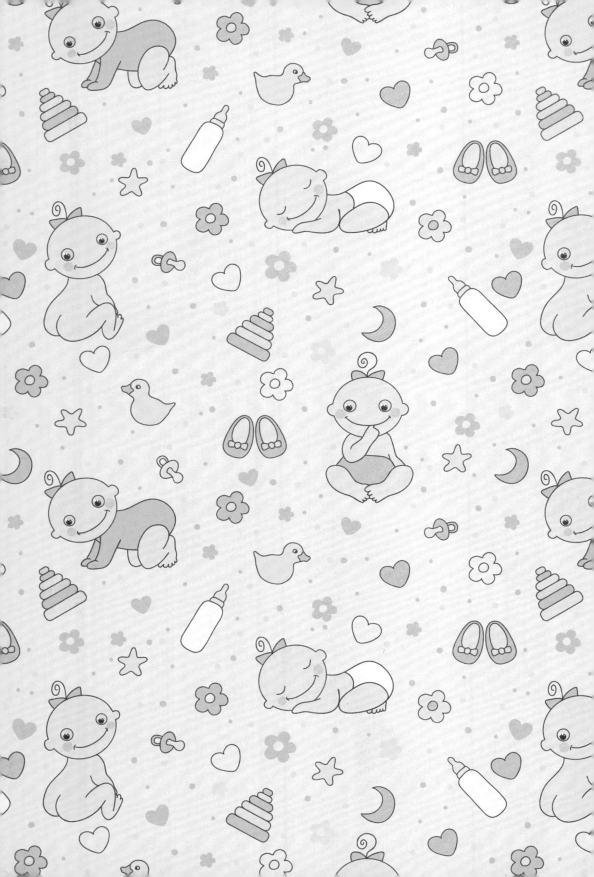